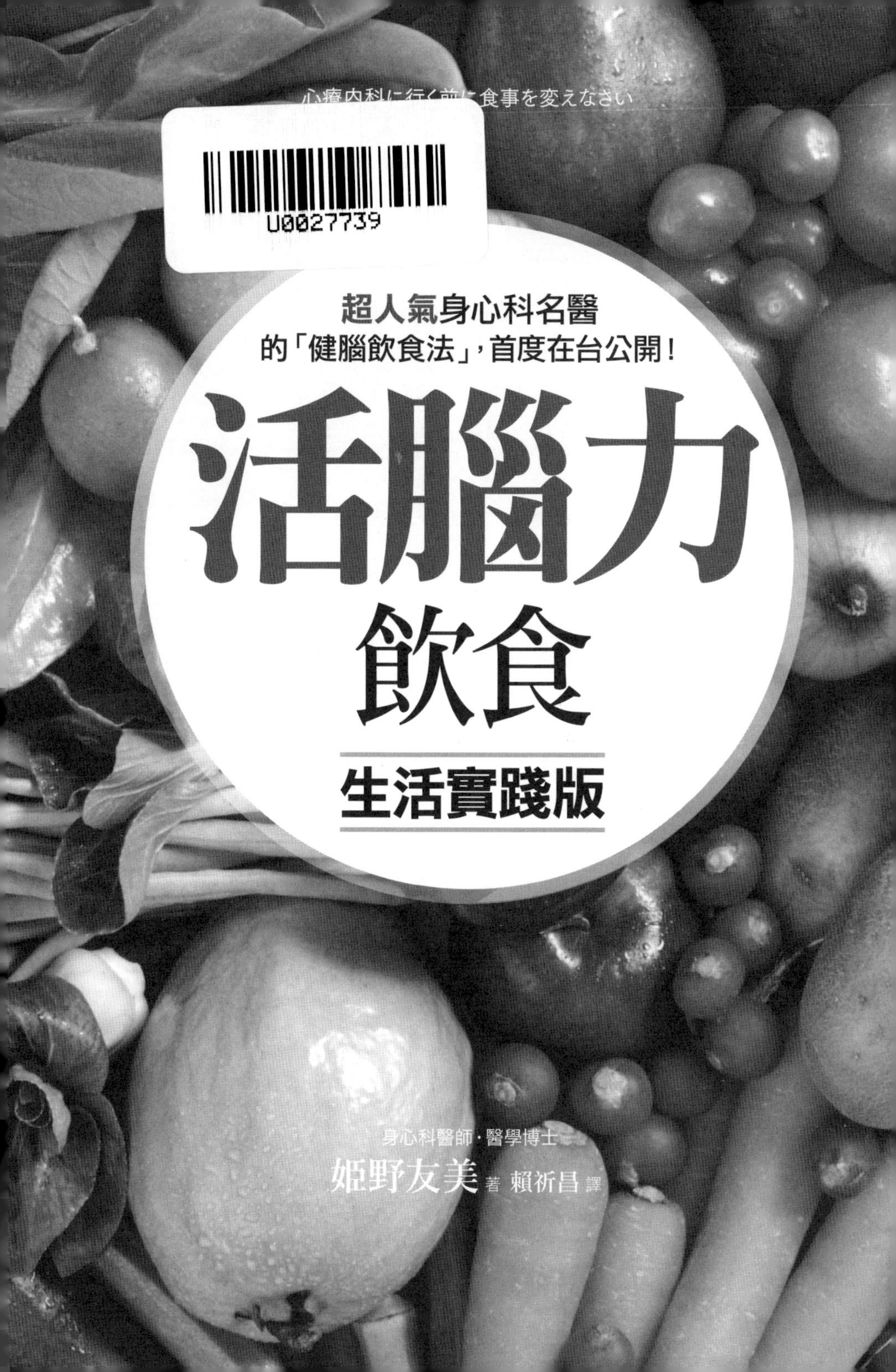

心療内科に行く前に食事を変えなさい

超人氣身心科名醫
的「健腦飲食法」，首度在台公開！

活腦力飲食

生活實踐版

身心科醫師・醫學博士
姬野友美 著 賴祈昌 譯

推薦序

整合「藥物」及「營養」，有效改善惱人身心症

身為國內極少數，從事整合精神醫學的醫生，十年來我透過「鄭醫師的部落格」以及書籍的宣導，和大眾溝通改善身心健康的可能性方法，絕非只有藥物而已。然而目前的大眾傳媒，針對身心健康的改善，以專業立場發聲的文章報導，幾乎全面倒向藥物治療為主軸的生物精神醫學，致使大眾對於身心醫學的治療觀念被侷限在小小一隅，難以開展。

更可惜的是，這些被視為非主流醫學的意見，雖然都是經過國內外諸多研究證實的有效治療方式，然而國內精神科本身缺乏相關訓練，加上相關領域並非藥廠能涵蓋的經營方向，因此絕大部分的精神科專業人員缺乏相關認知，甚至斥為無稽，因而選擇整合醫學治療模式的人並不多見。

兩年前，我應邀至台灣抗衰老再生醫學會演講，期間遇到一位同為協會邀請的澳

洲資深醫師，他詢問在場聽課的人員是否有精神科醫師？得知上兩堂課的講師我，即是精神科醫師，令他大為驚訝。主因是他在澳洲努力多年，並嘗試跟精神科合作，但往往不是無疾而終，就是四處碰壁。

這位澳洲醫師認為，**一般的精神科訓練，幾乎都把問題根源放在大腦上，因此，治療幾乎都是以神經傳導物質失衡為考量，忽略了人體的實際運作。**神經傳導物質是如何形成的？是經由營養攝取，再透過人體系統彼此相關運作而成，大腦的運作亦是如此。然而營養醫學的訓練長久以來付之闕如，臨床治療的死角更形惡化。

✤ 正視「營養醫學」，重拾身心健康

「營養醫學」對於任何科別的西醫來說，皆是最缺乏訓練以及觀念培養的一環，但絕大部分的專業人員不願面對其真相。在臨床上，藥物治療有效或副作用小於療效的族群，初估只有六到七成，剩下的三到四成，對藥物治療往往是藥物副作用大於療效，我們通稱為「敏感體質」。

令人憂心的是，當這類患者在門診跟醫師抱怨藥物副作用時，醫師的反應往往傾

向於冷淡且視為必然，甚至不願意減藥或者換藥，更別談加入其他整合治療的方法，試圖幫助當事人減少藥物種類與劑量，減輕治療痛苦，加速療效等。

欣見采實文化之洞見，發現日本同為精神科醫師的大作，針對身心困擾的當事人，提供實用且據臨床實證的專業資訊，例如，**減少醣類，增加蛋白質攝取，以增加大腦能量；透過維他命以及礦物質的補充，幫助細胞減少壓力，增加能量，恢復正常運作**，協助大腦功能回到正軌甚至更勝以往。這些也都是我在臨床上，經常跟門診求助者溝通的飲食概念以及營養補充方向。

國內慢慢開始有極少數的精神科專業願意正視「營養」對於身心治療改善的療效，期待相關資訊能廣為宣導，造福更多需要的人，離苦得樂。

光能身心診所院長

鄭光男

前言

身心科名醫親證！改變飲食後，頭痛、疲倦通通改善

我直到數年前都還是一般的身心科醫師，按照所謂的「標準流程」看診。（編按：身心科的治療範圍大至重度精神疾病，小至失眠、頭痛、焦慮等。一般人常誤以為身心科只看精神疾病，其實，焦慮、憂鬱、失眠等症狀若長期置之不理，皆有可能成為重度精神疾病的誘因。因此，若有心理或生理上的問題或症狀，可先至身心科求診，釐清身體狀況。）

看診時，我會使用藥物、心理治療、行為治療和心理諮詢等。偶爾也會上媒體，在節目中解說心理與身體的密切關聯，並同時撰寫報紙專欄，強調「如果心理與身體出現問題，請先到身心科就診。」

既然如此，為什麼我現在主張「看身心科前，請先改變飲食」呢？我想，是做為一位身心科醫師，所遭遇的煩惱和糾葛有關吧！

至今我採取的標準治療方式，應該已幫助不少身心症與憂鬱症患者。由於身心科的治療項目也包括「身體的症狀」，因此，我會詳細找出造成病患痛苦的生理症狀，並與精神症狀同時治療。另外，我也會使用非典型的治療方式，診治其他科別皆束手無策的病患。

就算如此，有些病患仍然無法痊癒。不僅藥物無法發揮作用，反而越吃藥，症狀越嚴重；有些病患甚至因為副作用而無法正常服藥。臨床上，我無法對病患解釋，「為什麼病情沒有好轉？」、「藥物為什麼沒有效果？」等問題。

因此常見的作法是，請病患不要心急，好好休息並按照自己的步調生活，但卻往往因身處的職場或學校無法配合作息，只好作罷。**「環境」不會因為自己而改變**，於是，只能離社會越來越遠。

雖然要求病患避免壓力，但生活中怎麼可能沒有壓力呢？於是，我開始懷疑自己的治療方式，是不是反而讓病人成為逃避現實的懶惰蟲呢？

✤補充不足的營養，輕鬆改善惱人症狀

過去治不好的病患，難道現在仍然無法痊癒嗎？即使有壓力，難道只能一味逃避，卻無法打造強韌的身心，進而克服壓力嗎？於是，我每週都利用假日，四處參加醫師研討會，尋求解決之道。

直到二〇〇五年一月二十三日，終於遇到令我從醫以來，最震撼的一天。

當天飄著雪，十分寒冷。我氣喘吁吁地跑進會場，研討會的主題是「從抽血報告中，選擇必需營養素之獨特營養治療」。

其中寫著「造成病患痛苦的生理症狀，幾乎都是因為缺少鐵質所引起的」。這點令我大為震驚，難道「早上起不來、疲勞、感冒、頭痛、心悸、喘氣、掉髮」等症狀，只要「補充鐵質」就能改善嗎？還能從抽血報告來判讀？

前所未見的新世界在眼前浮現，我無法壓抑內心的衝動，追到會場外，向擔任講師的溝口徹醫師及營養諮詢師定真理子小姐，提出一連串問題。

那年七月，我接受定真理子小姐邀約，參加該療法的權威學者麥可・雷瑟博士的

演講。那時我遇見了永遠的導師，也就是分子整合營養醫學協會的金子雅俊先生。

分子整合營養醫學認為：**「人類的身體是由攝取食物中的營養所構成，讓體內分子（營養素）調整到正常狀態，就能提高自癒力、阻止疾病惡化，進而改善症狀，預防疾病。」**（編按：分子整合營養醫學又稱「營養療法」，治療上以補充不足營養為主，具有「活腦」作用。為了方便讀者閱讀，本書皆使用「活腦飲食法」。）

✤開始吃含鐵食物後，早上不再賴床

因此，我立刻開始多吃含鐵質的食物。結果，本來早上爬不起來，起床後也只能坐在沙發上，或站起來也不知道要做什麼的我，一個月後已能馬上起床且頭腦清醒。

我想「很好，一定要讓病患試試看。」於是，我開始徹底檢查病患的飲食內容，給予必需的營養補給品，並解釋營養的重要性。身心科的看診時間原本就比其他科別長，採取這種做法後，要花費的時間比以前更長，但我絲毫不以為意。

接著，病患開始出現改變。首先，身體的不適症狀消失了！其中，「頭痛」、「早上起不來」最快獲得解決。以往無論多早睡、睡眠多充足，早上爬不起來的人還是很多，即使轉診到睡眠門診就醫，也無法改善。多半只能得到醫師不知所云的回答：「我只負責讓病患睡著，起床後就不是我的專業。」

光是改善「早上起床的狀況」，也能改變生活品質。家庭主婦能在起床後幫孩子做便當，也可以幫家人準備早餐；上班族能準時上班不遲到，好好處理早上的工作。

原本因為「早上起不來」而無法稱職扮演自己的角色，內心感到自責；現在則因為大幅改善狀況，而重拾信心。原來只要「補充鐵質」就能做到，十分簡單。

✤改變飲食後，大腦變靈活，情緒開始穩定

某位憂鬱症患者曾對我說：「以前我試過吃藥、認知治療，或夫妻一起諮商等，雖然覺得勉強，卻還是很拚命地去做。不過，自從改變飲食後，身體在不知不覺中發生變化，感到輕鬆許多，頭腦也變靈活，開始想主動挑戰新事物。」

只要改變飲食，除了身體，大腦也會開始改變。言談變得積極正面，藥效也會增強，讓精神治療更有效。更高興的是，改變飲食後變得更漂亮，整個人煥然一新。

各位看到這裡應該已了解，當心理與身體出現問題，想前往身心科就診前，不妨

先仔細閱讀本書並改變飲食吧！如果還是無法痊癒，再到身心科就診。

如果覺得自己沒有問題，也請閱讀本書。因為沒有任何人可以保證，十年後的自己，能和現在一樣有活力。只要改變飲食，十年後就能看出差異，除了能預防疾病，也能擁有幸福快樂的人生。

目錄 Contents

第1章 焦慮、沮喪、疲倦感，都是「吃」出來的！

第2章

為什麼常失控、暴怒？因為吃錯食物，大腦「營養不足」！

第3章

如何聰明吃「活腦食物」，消除惱人心病？

第4章 關於「活腦飲食」，你知道的都是錯的！

第5章

執行「活腦飲食法」，改善惱人壞情緒

第 1 章

焦慮、沮喪、疲倦感，都是「吃」出來的！

惱人的心病，源自「大腦營養不足」！

各位是否曾有以下的經驗呢？沒來由地感到不安、一點小事就覺得煩躁、聽不進別人說的話、健忘、做什麼事都提不起勁、注意力渙散、重複同樣的錯誤、總是心情沈重等……。

這時候周遭的人可能會跟你說：

「你壓力太大了，休息一下吧？」

「放輕鬆，試著轉換心情。」

「把煩惱說出來，你會比較舒服喔！」

人們長期認為「心病還需心藥醫」，不過，讓疲憊的心靈休息、放鬆固然重要，但遺憾的是，光這麼做並無法徹底根治心病，**因為心靈的活力源自「腦部」**。

✤壓力太沉重時，會不斷消耗腦中的能量

我們的心情或內心反應，其實都源於「腦部」的作用。腦部有數種神經傳導物質（又稱腦內荷爾蒙），用來「交換訊息」，就像接力賽的傳接棒，訊息會源源不絕地出現，最後變成「心情」反映出來。

舉例來說，當我們感到「高興」時，腦部會產生什麼變化呢？

「高興」時，腦部分泌的神經傳導物質是快樂荷爾蒙「多巴胺」；感到幸福時，會分泌幸福荷爾蒙「血清素」；專注在工作時，則是分泌緊繃荷爾蒙「去甲腎上腺素」。**這些神經傳導物質，是讓我們內心充滿活力的來源。但是，也會因為生活的壓力而被消耗。**

如果身處沉重的壓力下，腦部會分泌大量的「去甲腎上腺素」，使人心情低落。為了平衡去甲腎上腺素，身體會開始大量消耗血清素。腦部只會按照平均所需的用量生產血清素，一旦缺乏原料，就無法即時生產。這樣一來會如何呢？當穩定情緒的血清素不足，心情就會變得沮喪或焦慮。

只要支出（壓力的量）大於收入（神經傳導物質的量），即「心情的收支」不平衡，腦內能量不足以克服壓力時，天秤便會偏向某一邊，最後造成所謂的「心理問題」。天秤越傾斜，心理問題就越可能惡化成「憂鬱症」、「恐慌症」或「強迫症」等心理疾病。如果壓力一直很大，腦部神經傳導物質便會枯竭，就像耗盡能量的電池，腦部便無法運作。

此時請特別注意，「休息」無法將內心的電池再次充飽電。

抗憂鬱劑只能治標，並非永久有效

前文曾提到，當心理出現問題時，我們多半會覺得「休息就好了」、「放鬆一陣子，壓力就會消除」。醫生也都會建議憂鬱症病人多休息。「休息」可以暫時避開壓力，補充電力，但只要一回到充滿壓力的環境，電力便會迅速消耗殆盡。

根據統計，憂鬱症患者重返職場後，疾病復發率高達五十％；二次留職停薪的人，復發率則是七十五％；留職停薪三次的人，復發率更高達九十％。

換句話說，即使「心情收支表」出現盈餘，但重回職場後支出（壓力）增加，就

最容易影響情緒的「四大腦內物質」

物質名稱	作用	心情、感覺
血清素 （Serotonin）	穩定情緒的腦內物質，又稱「幸福荷爾蒙」。不足時容易導致沮喪、憂鬱、暴躁等。	•**幸福**•安心 •**滿足**•溫暖
多巴胺 （Dopamine）	與快樂及欲望有關，是引領人類行為的腦內物質，又稱「快樂荷爾蒙」、「期待荷爾蒙」等。	•好奇心•**專注** •**興致勃勃** •舒爽暢快 •充滿幹勁 •**成就感**•愉悅
去甲腎上腺素 （NE／NA）	讓人更清醒的腦內物質，又稱「緊張荷爾蒙」。與不安、憤怒、緊張等情緒密切相關。	•**思路清晰** •意識清醒 •競爭意識 •**衝動**•**緊張**
伽瑪胺基丁酸 （GABA）	是抑制神經元（腦神經細胞）亢奮的腦內物質。	•**穩定**•**放鬆** •忍耐 •船到橋頭自然直

會立刻陷入赤字。如此一來，收支便會永遠不停起伏，最後透支殆盡，無力恢復。

為了不讓心理狀態出現赤字，不僅要減少壓力，還必須增加腦部的神經傳導物質。只要增加更多收入，收支就能維持平衡。即使因壓力耗損許多神經傳導物質，人體依舊能維持「穩定」的精神狀態。

許多人以為治療憂鬱症只需按時服藥即可。其實，使用抗憂鬱劑之所以能讓情況好轉，是因為「腦內的神經傳導物質」短暫增加。那為什麼憂鬱症還會復發呢？因為所謂的抗憂鬱藥物，基本上是將「腦內傳導物質」回收再利用，但回收有限度，還是必須有新鮮的元素幫助內心充電，才能延長使用時間。

腦部缺乏「營養」時，容易陷入憂鬱

不過，幫助內心充電的「原料」到底是什麼？答案是「蛋白質」、「維他命」及「礦物質」等營養素。包含毛髮、指甲、血液、內臟、骨骼等，人的身體構造成分源於吃下的食物營養素，這點對腦部也一樣，沒有「原料」就無法製造神經傳導物質，導致不敷使用。

即使症狀稱不上心理疾病，**但只要常常感到無精打采、做什麼事都提不起勁，就是腦部缺乏神經傳導物質的徵兆**，表示腦部的電力已開始不足，如果沒有即時補充所需的營養，電力遲早會消耗殆盡而無法正常運作。

因此，我主張「疲倦、無精打采等，都是因為腦部缺乏營養。」各位或許會覺得訝異，認為現代生活豐衣足食，怎麼可能會營養不足？不過，當我為身心科病患抽血，檢測其營養狀態時，發現有高達九十九%的患者都「營養不良」。

✤偏食、吃錯食物，容易造成心理問題

對腦部而言，胺基酸（蛋白質）是非常重要的營養素。有些人以為腦部唯一的能量來源是醣類（葡萄糖），所以疲勞時吃甜食，但這麼做其實是錯誤的（相關內容請參考第一〇五頁）。

雖然腦部確實會燃燒「醣類」作為能源使用，但基本上腦部是由蛋白質和脂質構成，神經傳導物質也是由蛋白質分解的胺基酸所組成。合成的過程中，腦部需要酵素、輔酵素和輔因子。酵素是胺基酸；輔酵素是維他命；輔因子則是礦物質（請參考第二十六頁的圖表）。

或許你會對「營養不良」的結果感到意外，事實上，現代的飲食中，很容易缺乏胺基酸及合成神經傳導物質所需的維他命、鐵質和礦物質等。

請想一想，你是否經常忙到沒時間好好吃飯，或為了減肥不吃某些食物呢？據說現在連國小、國中生都在減肥，雖然還不至於到「怕胖所以不敢吃肉」，但「不吃肉」是錯誤的減肥方式，不僅會讓「身體缺乏蛋白質」，對肌肉、內臟造成不良影

響；也會使「腦部缺乏蛋白質」，對精神造成不良影響。

雖然我們為了健康食用許多蔬菜，但近年來培育的蔬菜，其營養價值和過去相比卻少了許多。舉例來說，目前市售的菠菜，維他命和礦物質含量與二十年前相比，大約少了一半；紅蘿蔔所含的維他命A也只剩下三分之一。蔬菜的營養價值越來越少，這是因為農人培育時只注重外觀、口感與香氣所導致的結果。

腦部的神經傳導物質是我們的活力來源，壓力會讓它逐漸減少而終至匱乏；又因為缺乏原料（腦部營養不足），無法製造神經傳導物質。在此惡性循環下，便是現代人「電力耗盡」，產生越來越多心理問題的原因。

腦部需要營養，不足時會影響情緒

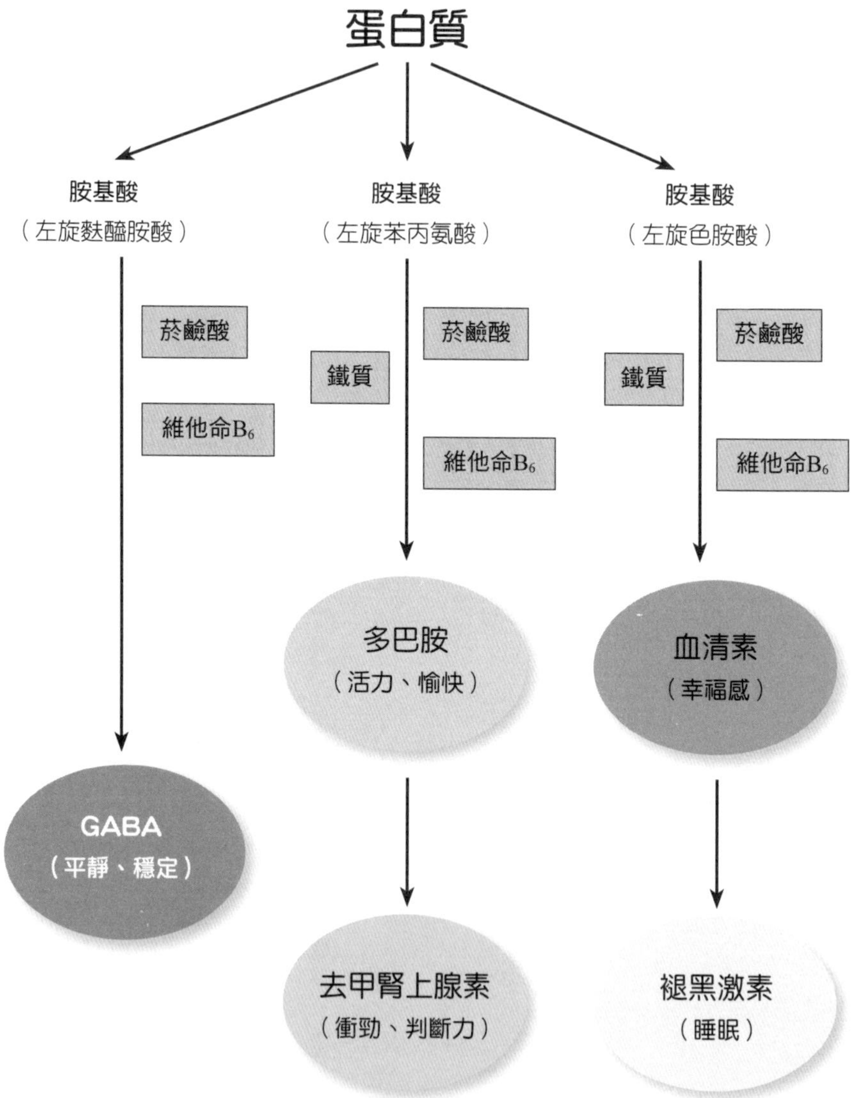

攝取過多「醣類」，易造成血糖不穩

汽車不僅要電瓶充飽電，還得加油才能行駛上路。如果將腦部比喻成一輛汽車，「胺基酸」就是電瓶，而「葡萄糖」相當於汽油。不過，現在卻發生一種奇特現象，那就是即使加滿油（胺基酸），腦部依舊呈現「油箱見底」的狀態。如腦袋放空、無精打采、開會時打盹、心情煩躁、無法專心等，這些都是低血糖的症狀，腦部因為缺糖而無法產生能量。

我們曾做過一項試驗，要求患者喝下七十五公克的葡萄糖，接著在五小時內，每三十分鐘抽血檢查血糖與胰島素的數值。結果這些前往身心科就診並表示有精神症狀的三百人中，居然高達兩百九十六人在耐糖測試中出現「低血糖症」的現象。

當我們進一步檢驗患者的飲食習慣後發現，他們並非沒有減少攝取醣類（碳水化合物），相反的，患者們都很愛吃米飯、麵包、甜點、酒類等含醣食物。

雖然攝取了大量醣類，腦部卻沒有充分利用，甚至短缺，究竟是怎麼回事呢？

✤預防腦部病變，必須先穩定「血糖」

想要有健康的腦部，必須供應穩定的「葡萄糖」做為能源。「血糖值」是指血液中的葡萄糖濃度，當血糖上升，胰臟會分泌胰島素以降低血糖；相反地，當血糖降低時，也會產生各種荷爾蒙，以便讓血糖上升，維持穩定。

舉例來說，如果午餐吃米飯或甜點等大量醣類食物，血糖便會急遽攀升。此時，胰臟會分泌大量胰島素來降低血糖，一旦血糖急速下降，糖分便無法送到腦部，使人突然昏昏欲睡、無法專心或感到無精打采。

「血糖下降」表示人體沒有充足的葡萄糖可供應腦部，腦部會以為進入「緊急狀態」，於是分泌腦內傳導物質「腎上腺素」與「去甲腎上腺素」，以提高血糖。前者會使人感到焦躁易怒；後者則令人感覺焦慮與憂鬱。為了解除這種狀態，身體會想吃甜食，如同毒品上癮。

只要吃「甜食」，血清素便會暫時增加，但不久就消耗殆盡，無法長久持續。這時，胰島素則會再次分泌，以降低血糖，焦躁感又再度出現，陷入惡性循環。

低血糖患者與一般人的「耐糖測試」比較表

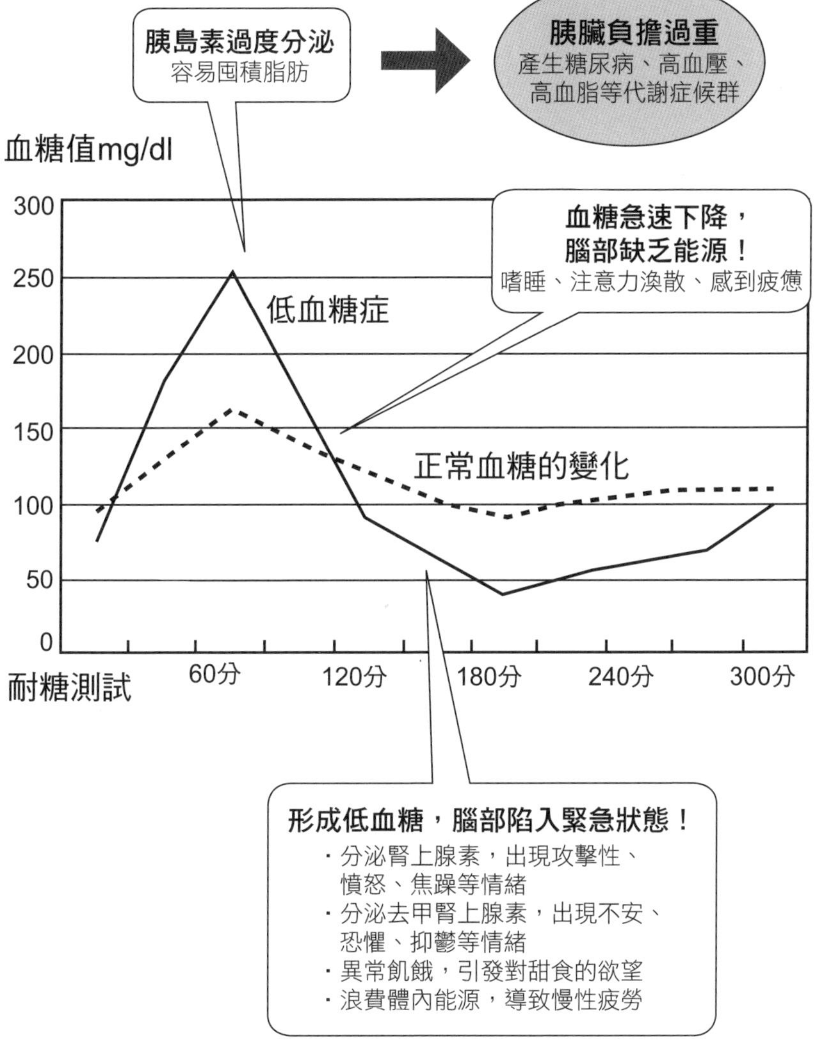

胰島素過度分泌
容易囤積脂肪
胰臟負擔過重
產生糖尿病、高血壓、
高血脂等代謝症候群
血糖值mg/dl
300
250
200
150
100
50
0
耐糖測試
60分
120分
180分
240分
300分
低血糖症
正常血糖的變化
血糖急速下降，
腦部缺乏能源！
嗜睡、注意力渙散、感到疲憊
形成低血糖，腦部陷入緊急狀態！
・分泌腎上腺素，出現攻擊性、
憤怒、焦躁等情緒
・分泌去甲腎上腺素，出現不安、
恐懼、抑鬱等情緒
・異常飢餓，引發對甜食的欲望
・浪費體內能源，導致慢性疲勞

因此，「**醣類**」**看似是「腦部的營養來源」，其實反而更容易讓腦部疲憊不堪。**（可參考第二十九頁的圖表，是低血糖患者與一般人的耐糖測試結果比較。）

✤含醣食物吃太多，無益於大腦

一般人在攝取醣類後，血糖會稍微上升，再慢慢恢復原狀；相較之下，低血糖患者的血糖就像雲霄飛車般高低起伏。

換句話說，攝取較多醣類（碳水化合物）的飲食習慣，會讓腦部的葡萄糖供應量「不穩定」，進而產生一種現象，也就是不管攝取多少營養，大腦依舊不靈活。

話雖如此，也不能因為「血糖正常」就掉以輕心。健康檢查測量的「空腹血糖」，是沒有進食的數值。**許多人因為「空腹血糖」的數值正常，所以沒發現低血糖（醣類代謝異常）問題。**即使在飲食上已注意酒類或甜食的攝取量，現代人依舊容易攝取超量的醣類，而不自覺。

✤調味料、醬汁含有大量醣類，食用時要注意分量

各位不妨試著閱讀食品包裝上的「成分標示」吧！

你會發現，不僅是米飯、甜點，就連調味料、魚漿製品、小點心等，都含有醣類。其他如增添風味的沾醬或醬汁，其實也含有大量的醣類，需謹慎選擇。

吃對「活腦食物」，有效治療恐慌、焦慮

以下我將介紹透過「補充腦部營養」，改善恐慌症的真實案例。

「恐慌症」是心理疾病，在沒有明確原因下會突然出現心悸、顫抖、劇烈暈眩、喘不過氣、冒冷汗等症狀即恐慌症發作，患者會感受到強烈恐懼感侵襲，彷彿就此喪命。

這是自律神經失調，分泌過多「去甲腎上腺素」等荷爾蒙，使人精神過度緊繃所致。背後的原因則是「身體無法控制穩定情緒的血清素」。

不過，怎麼會沒來由的就發作呢？這麼說實在很不科學。

恐慌症發作的症狀和「低血糖」很像，因此我認為，人體處於低血糖時，或許也是因為分泌過多的去甲腎上腺素。於是，我開始對恐慌症病患實施「耐糖測試」。

以往接受治療卻不見改善的二十名患者中，居然有十九位患有低血糖症。因此，我請其中兩位患者實行「限醣飲食法」（一種限制糖類食物攝取量的飲食法），結果成功地消除恐慌症，連原本的高血脂與糖尿病也漸漸改善。

病例 1

用糙米取代白飯，治好恐慌症與糖尿病

（中村明彥先生・41歲・攝影師）

中村先生在工作時會突然感到胸悶、冒冷汗，有時也會在拍攝現場突然昏倒，但他總認為，是因為工作時間不規律所產生的疲勞感，或者只是沒睡飽。不過，隨著症狀越來越嚴重，不斷更換治療診所、藥物治療也不見好轉後，他開始懷疑是憂鬱症，最後尋求我的協助。

我從他的症狀判斷可能與低血糖有關，因此先對他進行耐糖測試，結果的確是低血糖症。空腹時血糖140mg/dl（此數字顯示有糖尿病），飯後則暴增到200mg/dl，過了一個半小時後又驟降到99mg/dl。

這段飯前到飯後血糖高高低低的過程，正是中村先生最危險的時刻，因為身體會分泌「去甲腎上腺素」讓低血糖再次升高，因而出現胸悶、冒冷汗、顫抖、意識不清等症狀，如同恐慌症發作。我把這種狀況稱之為「雲霄飛車型」的血糖。

中村先生的血糖變化情形

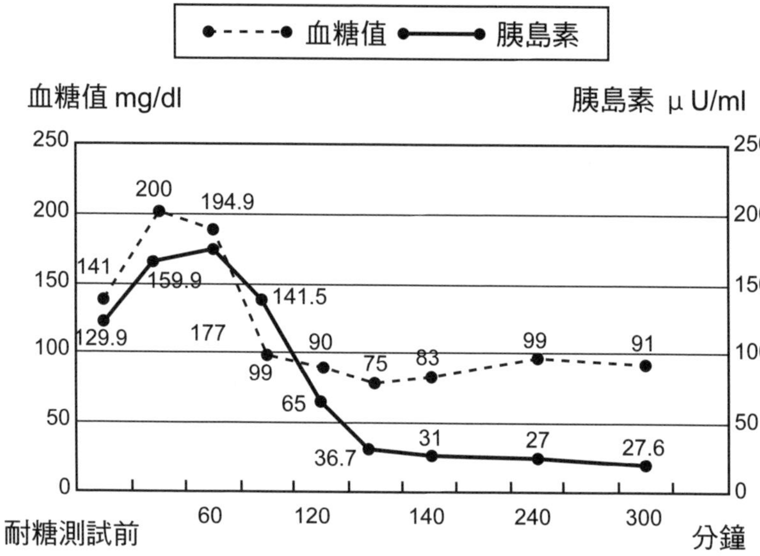

為了探究中村先生血糖調節異常的原因，我請他紀錄平日的飲食內容，看完後令我大為吃驚。

中村先生早餐會吃四碗白飯，而「白米」正是所有穀類澱粉中最容易被人體吸收的醣類。換句話說，他在不知不覺中吃下許多讓血糖急速上升的食物。

少吃麵包、白飯，調節失控的血糖

此外，他的午餐則是八個起司漢堡，晚餐則到很晚才吃兩碗拉麵，顯見其飲食內容不僅熱量高，甚至全是醣類食物。像中村先生這樣的用餐情形，經常發生在男性身上，他們習慣「吃套餐要加飯」、「喝完酒要吃拉麵」等，不自覺中攝取過多醣類，造成「血糖調節異常」。

此外，中村先生每次吃飯一定要配可樂，也常吃甜麵包和零食，這些食物都容易造成血糖上升。有鑑於此，我立刻請中村先生依照下列方式改變飲食，防止血糖急速上升。包括：

❶ 不吃白飯，改吃可讓血糖平緩上升的糙米飯。
❷ 攝取「膳食纖維」，以抑制醣類吸收。建議吃飯前先吃蔬菜。
❸ 減少攝取醣類食物，多攝取「蛋白質」，以製造血清素。
❹ 戒掉吃點心和喝冷飲的飲食習慣。

改變飲食習慣半年後，中村先生的血糖不再急速上升與下降，身體也不會過度分泌去甲腎上腺素，冒冷汗或昏迷等症狀也不再出現。

由於中村先生已出現「初期糖尿病」的症狀，因此我開立治療糖尿病的藥物讓他服用，以減緩身體吸收醣類的速度。不過，我完全沒有使用治療恐慌症的抗焦慮劑或抗憂鬱劑。

此外，從第二次的耐糖測試開始，便看不到任何糖尿病的症狀，甚至在半年內，成功減去九公斤。經過兩年的飲食治療，他從原本的九十八公斤，瘦到七十三公斤。

由此可見，**只要改變飲食，讓腦部充分攝取所需的營養素，不吃藥也能治好疾病。**

中村先生的飲食紀錄

除了炸雞塊含醣量較低外，其餘皆為高醣食物。

日期	早餐 5：00	午餐 12：00	晚餐 22：00	點心	食用時間	註
週一	白飯4碗 調理包咖哩440克 可樂2瓶 起司3塊	起司漢堡6個 可樂2瓶	拉麵2碗 白飯4碗 可樂2瓶	甜麵包2個 甜麵包2個 巧克力1包 可樂2瓶	7:30 18:30 22:30 22:30	當天工作
週二	泡麵3包 可樂2瓶	白飯4碗 可樂餅3塊 茶1杯	白飯4碗 豬排1塊 可樂2瓶 起司3塊	餅乾1包 巧克力1包 可樂1瓶	晚餐時 晚餐後	當天休息
週三	白飯4碗 可樂餅3塊 茶1杯	白飯4碗 炸雞塊300克 茶1杯	白飯4碗 燒肉約250克 茶1杯	甜麵包2個 甜麵包2個 零食 可樂2瓶	9:30 18:30 22:30 22:30	當天工作

（飲食治療後）↓

日期	早餐 5：00	午餐 12：00	晚餐 22：00	點心
週一	糙米飯400克 高麗菜1/4顆 烤鯖魚半條 調味海苔5~10片	糙米飯400克 烤鯖魚半條 高麗菜1/4顆 無油海底雞	糙米飯200克 高麗菜半顆 番茄1顆 無油海底雞1/2罐 調味海苔5~10片	無
週二	糙米飯400克 烤柳葉魚10~12條 番茄1顆 小黃瓜2根 調味海苔5~10片	糙米飯400克 烤柳葉魚10~12條 小黃瓜2根 調味海苔5~10片	糙米飯400克 煎餃12顆 高麗菜1/4顆 豆腐200克	無
週三	糙米飯400克 鮭魚碎肉少許 調味海苔5~10片 小黃瓜少許 味噌湯1碗	糙米飯400克 烤鮭魚2塊 高麗菜半顆	糙米飯200克 高麗菜半顆 無油海底雞1/2罐 調味海苔5~10片 鮭魚碎肉約50克 豆腐200克	無

灰底為含醣食物，不宜過量攝取。

病例2

補充蛋白質及多喝水後，成功治好憂鬱症

（高橋由貴子小姐，45歲，幼教老師）

高橋小姐在托兒所工作，負責照顧未滿足歲的嬰兒。但是只要一到午睡時間，她就會想睡覺，因此十分焦慮。

據說當她有睏意時，便會立刻睡著，彷彿被吸入黑洞一般。同事也經常告誡她：「怎麼又在打瞌睡？」高橋小姐擔心在抱小孩時陷入昏睡，導致孩子受傷，因此希望調整工作內容。但是，高橋小姐除了嗜睡問題，也經常冒冷汗、心悸、突然無法喘氣等症狀。她懷疑是心臟疾病前往醫院檢查，結果被診斷為「恐慌症」。

其後依舊不見改善，最後惡化成憂鬱症，不得不留職停薪。接受治療後也不見好轉，為了控制身體狀況，她必須服用大量藥物才能維持日常生活。最後她決定嘗試其他治療方式，因此來到我的診所。這時的高橋小姐正在吃四種抗憂鬱及抗焦慮藥物，每次服用的藥量都不少。

高橋小姐的血糖變化情形

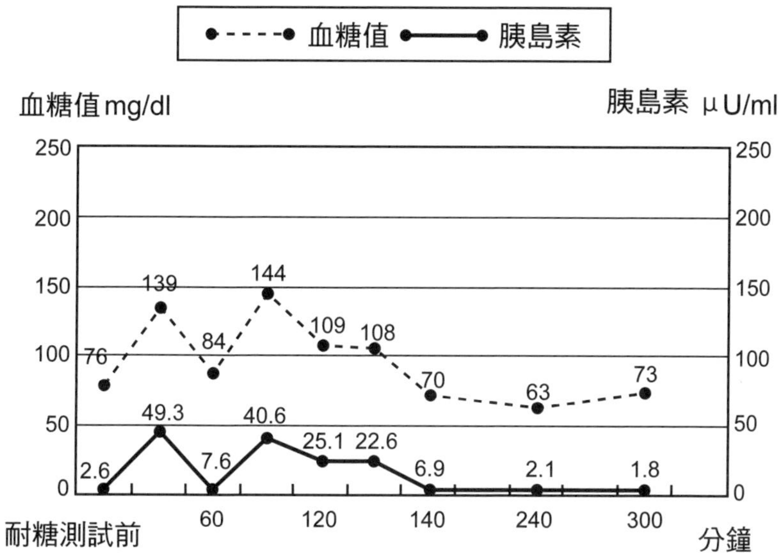

疲累時狂吃甜食，血清素會大量減少

高橋小姐接受「耐糖測試」，診斷結果為「低血糖症」。她在攝取葡萄糖後的兩小時內，血糖出現兩次起伏，因此造成突如其來的睡意，並伴隨冒冷汗與心悸等症狀。我把這種血糖變化稱為「鋸齒型」，即血糖開始起伏時，身心也隨之焦慮。

我也請高橋小姐開始記錄平日飲食狀況。三餐中除了「白飯」較不好外，其餘皆為二、三道菜搭配熱湯，飲食相當均衡。但是她的最大問題出在「過量的零食」。高橋小姐會趁工作空檔，約每隔二到三小時吃些點心，這些點心包括含糖量高的罐裝咖啡、紅豆麵包、豆沙餅、仙貝、巧克力等。

因此，身高雖然有一六〇公分的她，體重卻有五十九公斤，體脂率則是三十五%，屬於稍胖的體型。高橋小姐原本沒發現自己吃下這麼多零食，開始記錄後，最驚訝的反而是她本人。由於持續這種飲食型態可能會誘發糖尿病，因此我立刻為她進行飲食治療，改變重點如下：

❶ 減少飯量。

❷ 不以甜食或零食當作點心。

❸ 改喝無糖飲料或水。

❹ 嘴饞時改吃蛋白質食物，以作為血清素的原料。

❺ 不用砂糖入菜，改用羅漢果的萃取物。

由於高橋小姐希望能隨身攜帶藥物，故沒有停藥，而是觀察狀況再逐漸減少藥量。

因為無法完全禁止她吃點心，所以我請高橋小姐把咖啡牛奶換成茉莉花茶，或改喝無糖奶茶。也請她盡量不要吃紅豆麵包或仙貝，肚子有點餓時，改吃起司、堅果或喝牛奶，以補充蛋白質。

感到疲累或焦躁，進而想吃甜食時，正是腦部「缺乏血清素」的證明。如果血糖在這個狀態下產生起伏，就會讓身體過度分泌去甲腎上腺素，導致血清素被耗盡，此時，無論吃再多的甜食也無法感到幸福。這麼一來，又會因吃甜食而陷入惡性循環。

為了解決這種連鎖效應，**正確的做法是「多吃含蛋白質的食物」**，增加血清素的原料，藉此抑制去甲腎上腺素的分泌。

✤感覺壓力無法釋放時，請先改變「飲食」

高橋小姐開始「活腦飲食法」半年後，不適的症狀逐漸改善，十個月後不再有突然的睏意或心悸等症狀。

最後，她成功減少藥物的種類與用量，體重也減至五十五公斤，體脂肪則降至三十%。看到自己變得苗條，她也相當開心，重拾失去的信心。由此可知，飲食不均衡就會造成腦部（心理）缺乏營養。

當透過運動、泡溫泉、唱歌等也無法減壓時，代表你已經失去轉換心情的能量，需要馬上「補充營養」，讓身體充電，而不是單純的休息或運動。

高橋小姐的飲食紀錄（飲食治療前）

日期	早餐	午餐	晚餐	點心	時間
週一	白飯1小碗 蘿蔔味噌湯 火腿蛋1份	柳橙炊飯1碗 醃旗魚 涼拌蘿蔔絲 豆腐波菜湯 牛奶1杯	白飯2碗 炸豬排1塊 番茄1/4顆 高麗菜絲少量 油豆腐味噌湯 香蕉1根	黑咖啡 仙貝3片 巧克力5塊 豆沙餅2顆 罐裝咖啡牛奶 紅豆麵包1個	13:30 18:00
週二	白飯1碗 白菜味噌湯2碗 紅鮭魚1塊 水煮蛋1顆 生蛋1顆 罐裝咖啡	白飯1碗 海帶豆腐味噌湯1碗 蒜泥魚片 芝麻醋涼拌菜 牛奶1杯	白飯2碗（灑紫蘇粉） 燉菜 醃小黃瓜 牛奶2杯 哈密瓜少許	咖啡2杯 洋芋片少量 巧克力2個 馬德蕾蛋糕 牛奶 罐裝咖啡 紅豆麵包1個 咖啡牛奶 豆沙餅	13:20 15:30 18:30 21:00
週三	白飯1碗 滑菇味噌湯1碗 生蛋1顆 煎蛋卷3塊 咖啡牛奶1瓶	奶油麵包捲 美奶滋烤鮭魚 馬鈴薯泥 蔬菜湯1碗	石鍋拌飯 長蔥海帶湯 橘子	咖啡2杯 仙貝3片 甜納豆 牛奶 水果三明治 罐裝咖啡 紅豆甜甜圈1個 咖啡牛奶 小泡芙	13:30 15:35 18:20 19:30

灰底為高醣食物，不宜常吃，避免血糖升高。

● 高橋小姐的飲食紀錄（飲食治療後）●

日期	早餐 6：50	午餐 11：12	晚餐 7：20	點心	時間
週一	白飯1小碗 吻仔魚乾 鮭魚 培根蛋 醃梅子 海帶豆腐味噌湯1碗	便當（小） 胚芽飯1小碗 豆芽青椒炒豬肉絲 煎蛋卷1塊 醃梅子 麥茶	吐司1片 法式蔬菜湯 義大利麵沙拉 冷蕃茄 酪梨 葡萄柚 牛奶	水 綠茶 茉莉花茶 減肥餅乾 起司 無糖奶茶 可可亞	5:30 13:10 15:35 18:50 20:50
週二	白飯1小碗 納豆 煎蛋卷2塊 豆芽菜味噌湯 芝麻昆布 韭菜炒豬肝 哈密瓜 牛奶	便當（小） 可樂餅少許 滷豆子少許 芝麻昆布少許 肉燥胚芽飯 麥茶	蔬菜義大利麵 豆芽味噌湯 酪梨	麥茶 咖啡歐蕾 水 水 牛奶 仙貝1片 牛奶	9:05 13:10 15:35 18:35 19:10 21:10
週三	白飯1小碗 納豆 培根蛋 煎蛋卷 魩仔魚乾 白菜味噌湯	便當（小） 納豆煎蛋卷1塊 蔬菜少許 鰻魚少許 白飯少量 醃梅子 麥茶	八寶菜飯（小） 白蘿蔔味噌湯	麥茶 紅茶 黑糖少許 杏仁 起司 餅乾1片 麥茶 咖啡歐蕾	9:05 13:10 15:35 17:40 18:50

灰底為含醣食物，需注意攝取量，避免血糖升高。

活腦專欄 1

「垃圾食物」吃太多，導致憂鬱症患者激增

最近，越來越多的年輕人罹患「新型憂鬱症」，且無法以傳統的治療方法治癒。醫學上的病名是「非典型憂鬱症」，和典型憂鬱症時常感到極度沮喪，做任何事都提不起勁的狀況不同。

「非典型憂鬱症」和經常感到心情沉重的一般憂鬱症不同。病患本人要在面對討厭的對象或環境時，才會陷入類似憂鬱的狀態，大多也伴隨身體疲勞或不適。

然而，只要離開該環境或遇到高興的事物後就會充滿活力，因此醫界認為，該狀況與「適應障礙」（註）較相像，並不是憂鬱症。另外，憂鬱症患者容易食欲低落；但非典型憂鬱症患者則會出現「暴飲暴食」，容易嗜吃甜食或碳水化合物。

從前文所述的症狀來看，造成非典型憂鬱症的原因可能是「營養不均衡」。

✤補充腦部營養，有效預防新型憂鬱症

憂鬱症是因為壓力消耗神經傳導物質，造成腦部功能減退，使大腦缺乏能量；但非典型憂鬱症並非因為壓力的影響，應該只是生產能量的線路運作不順暢，造成腦部缺乏能量。

簡單來說，現代人並沒有攝取完整的必需營養素，反而吃下太多不必要的食物，打亂腦部的正常代謝功能。為了避免腦部的電力被耗盡，**我認為適時補充營養，隨時保持能量，是預防新型憂鬱症的訣竅。**

註：因為新環境、人際關係、疾病或事務等壓力，造成憂鬱或焦慮感增強的疾病。

第 2 章

為什麼常失控、暴怒？因為吃錯食物，大腦「營養不足」！

長期偏食、飲食不規律，身心都會失衡

「神經傳導物質」（腦內荷爾蒙），是腦部的能源，其原料則是我們平常攝取的食物營養素。只要缺少任何一種，就容易顯現在心情的變化上。焦慮、心情低落、暴躁、精神不集中等，以往我們把這些狀況歸類為「壓力大」，但換個角度，從營養學的觀點來看，並非如此。因為，「營養不足」也會對腦部以外的功能造成影響。

大多數人應該都知道，長期不健康的生活習慣會造成皮膚粗糙、暈眩，甚至腹瀉、便祕等症狀。**我們的身體是由「食物的營養素」所構成，必須將營養素代謝後成為能源，身體才能正常運作。**

因此，請利用接下來的測驗，同步檢視身體及心理狀態。在測驗中，已將各種對腦部（心理）有重要功能的營養素分門別類，並列舉可能發生的問題與症狀。

當符合的項目越多，表示越可能缺乏該類營養素，導致身心出問題。如果檢測結果符合多種類型時，即屬於複合型，表示營養失調的情況非常嚴重，應立即處理。

1 注意力無法集中——缺少「鐵質」

請在下列符合的項目上打勾，若只是偶爾發生，也請勾選。當符合的項目越多，表示「缺鐵」的狀況越嚴重。

□早上很難起床

□易怒、注意力渙散

□洗髮時容易掉頭髮

□食慾不振（腸胃不適）

□神經過敏、在乎雞毛蒜皮的小事、纖細敏感

□濕疹、皮膚粗糙、下巴長痘痘

□幾乎不吃或不喜歡吃牛肉

□ 手腳冰冷，體質較寒

□ 心悸、喘不過氣

□ 起立時容易暈眩

✤ 體內缺鐵時，睡不好的症狀也會加重

談到「缺鐵」所造成的問題，多半想到貧血、氣色差、心悸、喘不過氣等症狀。不過易怒、注意力渙散、神經過敏、在乎雞毛蒜皮的小事等心理症狀，也和「缺鐵」有關。男性沒有月經，鮮少因缺鐵造成不適，這可說是女性特有的問題。

「鐵質」能運送氧氣至全身各部位，扮演非常吃重的角色，因此一旦缺鐵，早上無法起床或半夜容易驚醒等症狀便會加重。

此外，鐵質會和蛋白質分解出的胺基酸合作，促進膠原蛋白的形成，影響肌膚、頭髮、指甲的健康。**包括濕疹或下巴的痘痘，都屬於身體「缺鐵」時所發出的訊號。**再加上膠原蛋白能強化血管壁，鐵質不足時，也會使血管變得脆弱而容易瘀青。

2 無精打采、健忘——缺少「維他命B群」

請在下列符合的項目上打勾，若只是偶爾發生，也請勾選。當符合的項目越多，表示「缺少維他命B群」的狀況越嚴重。

□即使是自己的興趣也提不起勁
□經常喝酒
□討厭或害怕吃魚
□感覺記憶力衰退
□一覺醒來仍覺得很累
□容易形成口內炎、口角炎
□感覺反應變慢、變遲鈍、健忘

□長期肩頸僵硬，一直好不了
□起床後，沒有「一覺好眠」的感覺

✤睡不好、常打呵欠，可能是缺少維他命B群

維他命B群（包括B_1、B_2、B_6、B_{12}、菸鹼酸、泛酸、葉酸、生物素）能促進身體代謝。想同時將蛋白質、醣類、脂質作為能源運用時，必須透過維他命B群的輔助。一旦攝取過多高醣食物，容易造成慢性的維他命B群不足。

缺乏維他命B群，會感覺無精打采、注意力渙散，最大徵兆就是對自己感興趣的事情也毫不關心，**尤其是缺乏B群中的「菸鹼酸」，還可能嚴重惡化成憂鬱症**。愛喝酒的人也容易缺乏菸鹼酸，因為身體為了代謝酒精，會消耗大量的菸鹼酸。

根據近年的研究數據指出，「精神分裂症」的病因也和菸鹼酸缺乏有關。此外，維他命B群也有「調整睡眠」的作用。**晚上不易入睡，早上卻一直打呵欠的人，極有可能是缺乏維他命B_{12}**。

3 焦慮、思考能力差——缺少「蛋白質」

請在下列符合的項目上打勾，若只是偶爾發生，也請勾選。當符合的項目越多，表示「缺少蛋白質」的狀況越嚴重。

- □不吃肉或魚，飲食以「蔬菜」為主
- □肌膚明顯粗糙或失去彈性
- □思考力減退
- □無法了解事件的整體脈絡，或說話時常牛頭不對馬嘴
- □常被抱怨「同一件事要對你說好幾次」
- □頭髮和指甲變脆弱
- □減肥也無法變瘦

□ 有時會莫名焦慮

□ 經常感到憂心忡忡

□ 做同一件事情所花費的時間比以前更久

✤體內的蛋白質不足時，大腦容易當機

如果為了追求健康而不吃肉或魚等動物性蛋白質，身心會逐漸失調。因為除了皮膚、頭髮、指甲，包括骨骼、肌肉與內臟等器官，連腦部的神經傳導物質，也是以「蛋白質」合成的，對我們來說很重要。

此外，細胞膜的受器也是由蛋白質組成，沒有受器就無法接收神經傳導物質，神經之間就無法相連，**腦袋會因此變得遲鈍，無法進行邏輯思考、重複說同樣的事情、想不出新點子**。

以往十分鐘就能回覆的電子郵件，現在必須思考三十分鐘，或是想破頭也做不出決定。這種腦部缺乏爆發力的現象極有可能是「缺少蛋白質」。

另外，蛋白質也能當作神經的營養因子，幫助建構腦神經細胞間的網絡。**體內缺少蛋白質時，我們將無法忘記討厭的回憶，不斷地鑽牛角尖而無法自拔，也就是「沒辦法換個角度看事情」**。

因為蛋白質是身體所需的重要營養素，一旦攝取不足，身體會開始分解人體的蛋白質（肌肉）使用。手臂與大腿纖細，但肚子圓胖的人，極有可能是體內的蛋白質正不斷流失，必須從食物中積極攝取，補充身體的原料。

4 常暴怒、心情起伏大——缺少「鈣質」

請在下列符合的項目上打勾，若只是偶爾發生，也請勾選。當符合的項目越多，表示「缺少鈣質」的狀況越嚴重。

- □ 容易突然暴怒
- □ 很難入睡
- □ 經常感到煩躁，為小事抓狂
- □ 心情起伏劇烈
- □ 不喜歡吃乳製品
- □ 曾經因為小車禍而骨折
- □ 腳容易抽筋

□做事容易厭煩，沒有耐性
□容易肩頸痠痛、腰痛，症狀無法紓緩
□曾被提醒「血壓很高」

✤鈣質能平穩情緒，亦能調整肌肉或血管的運作

我們常說易怒的人可能是缺少鈣質，因為鈣質有「鎮定神經」的功用，一旦不足，容易讓怒氣有如滾沸的開水，失去控制。包括無法忍受結帳、候診或排隊吃飯的等待，導致心情煩躁，這些皆是缺乏鈣質的徵兆。

鈣質除了影響心理，也和身體的功能有關。**如果睡覺常因小腿抽筋而驚醒，可能就是缺少鈣質或缺少調節鈣質的鎂，導致肌肉過度收縮抽筋。**

如果在慢跑時抽筋，建議充分補充鈣質或鎂後再運動。「促進血液循環」也是鈣質的作用，鈣質不足時，也會增加高血壓或動脈硬化的風險。

5 喜歡吃甜食紓壓——患有「低血糖症」

請在下列符合的項目上打勾，若只是偶爾發生，也請勾選。當符合的項目越多，表示「低血糖」的狀況越嚴重。

□愛吃甜食到無法自拔
□肚子餓就會脾氣暴躁，無法專注
□經常覺得光線很刺眼
□經常覺得周遭聲音很吵雜
□患有習慣性頭痛
□常在吃完午餐後想睡覺，全身懶洋洋
□經常突然感到沮喪、想哭

□ 體重逐漸增加
□ 身體無力又沉重
□ 有時手指會抖

✤ 甜食無法消除壓力，反而容易讓血糖升高

愛吃甜點、米飯、麵包、麵條的人，多半有頭痛、肚子餓就易怒、容易感到沮喪等症狀。如果上述檢測症狀皆符合，代表你已患有「低血糖症」。

如果常在飯後一到二小時內感到強烈睏意，或心情浮動、無法專注等，請試著回想，在一到二個小時前，自己吃了什麼？是否只吃飯糰配茶，或常吃拉麵、烏龍麵等高醣食物（碳水化合物）呢？

即使飲食均衡，卻常吃大碗白飯或甜點，也屬於過量攝取醣類的行為。**認為「甜食」能消除壓力及愛吃巧克力的人，容易造成血糖起伏，讓腦部感到疲憊。**

如同第一章所談的，血糖一旦急速上升，身體便會分泌胰島素讓血糖下降；但血糖若降得太低，又會使腎上腺素與去甲腎上腺素分泌過量。焦躁、沮喪、手抖等症狀，就是腎上腺素與去甲腎上腺素過度分泌的關係。

長期服用抗憂鬱或抗焦慮藥物，也無法根治「低血糖症」。我們必須改變飲食模式，減少醣類的攝取量，讓腦部（心理）重新恢復活力。

即使症狀還不至於影響正常生活，但總覺得心情不好的人，這時請先懷疑自己是否「營養不良」吧！因為，某些症狀的成因是缺乏必需營養素，導致腦部能量短缺。一般來說，症狀會顯現在生理與心理兩方面，如果符合的項目太多，不知道屬於哪一種類型時，**我建議男性可以補充維他命B群，女性則補充鐵質，亦能有良好的效果。**

活腦專欄 2

為什麼男性常缺乏維他命B群；女性則容易缺鐵？

男性和女性相比，前者較愛吃高醣食物，因此身體會消耗大量的維他命B群，促進醣類代謝。此外，男性較常喝酒，身體在代謝酒精的過程中，肝臟分解乙醛的機制和維他命B群的菸鹼酸有關，因此也會消耗大量維他命B_{12}與葉酸。建議喝酒時，**選擇富含維他命B群的食物當作下酒菜，以補充菸鹼酸、維他命B_{12}及葉酸。**

女性因生理期，比男性更容易缺少鐵質

經過我治療的患者中，高達八成有鐵質不足的問題，多數是尚未停經的女性。

「鐵質」會經由汗水和尿液排出，不論男性或女性，每月大約會排出三十毫克的鐵質。但是女性因為生理期，會多流失二十～三十毫克的鐵質，因此每個月流失的鐵質是男性的兩倍。許多女性朋友因為怕胖，不敢吃肉類或魚，只吃沙拉，所以無法補充容易吸收的鐵質。

「鐵質」是不容易被身體吸收的礦物質，唯有與蛋白質結合，才能成為被身體運用的營養素。**女性的經血不僅會流失鐵質，連帶血液中的蛋白質也會跟著流失**。歐美女性由於習慣吃較多的肉，幾乎沒有「缺鐵型貧血」的問題，上述狀況可說是亞洲女性特有的症狀。

請各位記住，不均衡的飲食會威脅身心健康。話雖如此，只要抓到弱點就能加以反制。像是料理時搭配提高鐵質吸收率的食材，多用點巧思，就能補充足夠的營養。

脂質、胺基酸能取代葡萄糖，也能活化大腦

「腦部唯一的能源是葡萄糖」這句話看似正確，卻也有些錯誤。腦部組織不像肌肉可以儲存葡萄糖，必須不斷地供應，才能維持運作。

除了葡萄糖外，「脂質」也可以作為腦部的能源。此外，蛋白質分解而成的胺基酸與脂質中的脂肪酸，也能以緩慢的速度製造葡萄糖（在肝臟製造，稱為葡萄糖新

生）。換句話說，**即使不特別攝取醣類，腦部依舊能獲得穩定的葡萄糖供給量。**

請回想人類的進化史。人類大約在四百萬年前出現，一萬年前開始農耕，在農耕生活穩定後，又過了四千年到今天。換句話說，三百九十九萬年來，人類一直過著狩獵與採集的生活，不但沒有吃穀物，飲食中的醣類攝取也相當有限。

後來為了穩定糧食供給，人類開始耕種，生活轉趨穩定，人口也逐漸增加，文化發展快速。雖然這點對於人類的文明歷史來說相當重要，但人類的身體機能，如胰島素的降血糖功能；避免身體忍受飢餓，分泌升糖素、腎上腺素、去甲腎上腺素、皮質醇等讓血糖上升的機制等，無法在一萬年間快速改變。

因此，**人類的身體就算缺少「醣類」，也能存活**。反觀現代生活，大部分的疾病來源，皆為攝取過量醣類食物，導致腦部與身體陷入混亂。

第 3 章

如何聰明吃「活腦食物」，消除惱人心病？

食物自有大藥，治療心病最有效

完成第二章的測驗後，是否已了解自己的大腦缺少哪些營養素呢？本章將介紹能補充腦部能量的方法，只要從三餐的食物中，均衡攝取缺乏的營養素即可。除了女性可多補充鐵質，男性則補充維他命B群外，多攝取蛋白質並減少醣類食物的食用量，也能幫助改善身體的不適。

請注意，只服用「營養補充品」是無法完全取代食物的營養價值，因此，最終仍必須從「飲食」著手，透過「食物」調整心理狀態。

建議根據前章的測驗結果，再詳讀本章內容，了解食材的營養價值及提高身體吸收率的吃法，便能有效地融入日常飲食中。不妨就從今天的三餐開始，改變飲食吧！

1 「鐵質」不足時，怎麼吃最健康？

鐵質分兩種，一種是肉類或魚類所含的「血基質鐵」；另一種則是黃豆食品、蔬菜與雞蛋中所含的「非血基質鐵」，兩者最大的差別在於人體的吸收率。血基質鐵的吸收率為十～三十%，非血基質鐵則是五%以下。因此，**如果想要從食物中攝取鐵質，「血基質鐵」的效果較佳，容易被人體吸收**。

鐵質必須和蛋白質結合，才能運送至身體各處。因此，最好的攝取來源是富含蛋白質的肉類與魚類，其他像是雞蛋、乳製品、豆腐、納豆等亦可多吃。

男性如果體內缺少鐵質，胃部容易產生幽門螺旋桿菌，引發「萎縮性胃炎」，使鐵質的吸收率變差，一定要特別注意。

✤ 先補充肉類與魚類，再搭配攝取維他命C

「鐵質」原本就不容易被人體吸收，但是，**只要搭配維他命C就能提高吸收率**。因此，吃肉片時可沾檸檬汁再食用，或飯後吃水果、喝果汁。此外，調味上增加酸味（醋或醃梅子）或辣味（胡椒或辣椒），也能促進胃酸分泌，提升鐵質的吸收率。

也有一說認為，咖啡或紅茶中的「單寧酸」會妨礙身體吸收鐵質，所以吃完牛排後不能喝咖啡。這點大可放心，因為只有蔬菜、雞蛋中的「非血基質鐵」會受阻礙，從動物性蛋白質攝取的「血基質鐵」則不會受影響。另外，糙米或豆類的外皮含有「植酸」，會阻礙身體吸收鐵質，不可食用過量。

含鐵的食物

豬肝、牛肉、豬肉、雞肉、雞胗、鰹魚、海瓜子、小魚乾、羊栖菜、黃豆食品、小松菜、蘿蔔葉、油菜花、波菜

功效

製造血液的紅血球，讓氧氣運送到全身各個部位。

✤腰痛、黑眼圈、精神不佳，都是因為「缺鐵」

並非只有「貧血」才是缺鐵的徵兆，「鐵質」對身體其他部位也很重要，包括骨骼、皮膚、黏膜的生成與代謝等，都需要鐵質。如果容易長濕疹、流鼻水、腹瀉、便祕、沒有食慾等，都是因為缺鐵，導致皮膚和黏膜變脆弱。憂鬱症和神經疾病常見的「喉嚨不舒服」症狀，也是缺鐵所致。

許多人以為只有「鈣質」能強健骨骼，其實除了鈣質，鐵質與蛋白質也非常重要。特別是青春期因身高成長快速，容易缺乏鐵質，所以有些孩子會出現「起立性暈眩」症狀。請各位記住，「鐵質」與「骨骼」均能支撐身體，缺少任何一項都不行。

此外，鐵質亦能「促進膠原蛋白形成」。一般人多認為合成膠原蛋白和美白肌膚要靠維他命C。其實，**光依賴維他命C是無法維持肌膚彈性，因為膠原蛋白的原料包括蛋白質、鐵質與維他命C，三者缺一不可。**

鐵質也能強化血管中的膠原蛋白，促進血液循環。肩頸痠痛、腰痛、黑眼圈等，並非完全是睡眠不足所致，血液循環不良也會造成上述症狀。

如果有習慣性偏頭痛，也可能是缺乏鐵質。身體一旦缺鐵就無法運送充足的氧氣，此時會加強幫浦作用，導致血管的收縮與擴張更劇烈。常感冒或感冒不容易好的人，也可能是「缺乏鐵質」，因為鐵質能促進白血球活動，提升免疫力。

此外，「鐵質」也是合成神經傳導物質的必要成分，能控制智力、情緒與欲望。神經傳導物質會左右腦部（心理）的作用，而輔助代謝的營養素就是鐵質。

✤「貧血檢查」無法準確驗出體內的血紅素

第一章曾提過，如果體內的鐵質不足，腦內會缺乏神經傳導物質，使人無精打采、情緒暴躁、容易沮喪等。如果早上常賴床，也可能是缺乏鐵質，不一定是沒睡飽。

到我的診所治療，懷疑自己得到憂鬱症的女性患者中，經過抽血檢查，高達八成都「缺乏鐵質」。但是他們的貧血檢查結果卻顯示「健康」，我想是因為一般的貧血檢查有很大的「陷阱」。

缺鐵造成的疾病稱為「貧血」，從身心科的角度來看，被診斷「可能貧血」或「貧血」時，表示症狀已相當嚴重。「貧血檢查」是檢驗血液的血紅素濃度，如果濃度達到標準就沒問題。但是「缺鐵」代表身體無法製造充足的紅血球，因此會濃縮血紅素，以便維持正常運作。

貧血檢查是檢測「濃縮後的血紅素」，無法測出原來的數值，所以直到體內的鐵質完全耗盡為止，都不一定能被發現。在實行「缺鐵性貧血」的飲食法前，更要了解自己是否有「潛在型缺鐵性貧血」。

✤定期檢驗「血清含鐵蛋白」，有效預防「缺鐵性貧血」

飲食中攝取的鐵質，有三分之二會成為紅血球的血紅素，其主要任務是「運送氧氣」，其餘則是當成血清鐵、組織鐵與儲藏鐵使用。作為血紅素使用的鐵質，可成為維持身體機能的基本保障。用生活開支作比喻，「組織鐵」是治裝費或娛樂費，「血清鐵」是活期存款，「儲藏鐵」則是定期存款。

如果每個月的薪水（攝取的鐵質）充裕，多出來的錢就能買新衣服，甚至存起來。不過當薪水減少時，因為錢都花在生活費上，沒辦法買新衣服，不得已時還必須拿老本過生活。

「潛在性貧血」就是這種狀態，當體內缺乏鐵質時，會先使用儲存在肝臟與胰臟的儲藏鐵，當儲藏鐵減少時，即為「潛在型缺鐵性貧血」的初期症狀。若我們把儲藏鐵消耗殆盡，接著會使用血清鐵，連血清鐵也開始減少時，便會在貧血檢查中顯示「輕度貧血」。如果連血清鐵都已耗盡，必須使用組織鐵時，才會被診斷為「缺鐵性貧血」。

如果要判斷是否患有「潛在型缺鐵性貧血」，會以「血清含鐵蛋白檢查」來測量體內的儲藏鐵含量。「含鐵蛋白」是儲存鐵質的蛋白質，因此，**可以從「血清含鐵蛋白」的含量推測體內的鐵質含量**。建議健檢時，不妨要求抽血檢測「血清含鐵蛋白」，以便即早發現自己是否患有「潛在型缺鐵性貧血」。

●「年齡」與「體內含鐵量」的數值表●

	20～29歲	30～49歲	50歲以上
女性	50ng/ml以上	80 ng/ml以上	100 ng/ml以上
男性 （不分年齡）	120 ng/ml以上		

有效「補鐵」的營養食譜

美式蔬菜肉餅

Point 想補充「血基質鐵」，建議從吸收率較高的「動物性蛋白質」中攝取。像是洋香菜，不但能補充維他命C，亦能提高鐵質的吸收率。

材料（2人份）

- 熱量（1 人份）：210 kcal
- 鐵質含量：2.3mg

烤盤：長18cm、寬8.5cm、高6cm
洋蔥………1/4顆
洋香菜………1根（10g）
麵包粉………1大匙
低卡糖漿………1小匙
橄欖油………適量
豬牛混合絞肉………400g
蛋黃………1顆
鹽巴………1小匙
煙燻起司………60g

作法

❶ 將洋蔥與洋香菜切碎；煙燻起司切成長1公分的小塊。

❷ 將煙燻起司與橄欖油以外的食材，全部放進大碗中攪拌，直到產生黏性為止。最後加入煙燻起司混合。

❸ 烤盤內側塗上橄欖油，均勻鋪上步驟 ❷ 的材料，避免空氣混入，再以180度的烤箱烘烤約40分鐘。烤好後立刻倒掉肉汁，使其冷卻。

❹ 將肉餅從烤盤中取出，分切成適當大小盛盤即可。

吃不完的肉餅隔天再稍微煎過，可做成便當菜，或是切丁拌入蛋包中，就是一道新菜色。

2 「維他命B群」不足時，怎麼吃最健康？

✤不挑食，才能完整攝取「維他命B群」

維他命B群包括B_1、B_2、B_6、B_{12}、菸鹼酸（維他命B_3）、泛酸、葉酸及生物素共八種。原則上，要全部均勻攝取，而不單只攝取某一種，因為維他命B群必須相互配合才能發揮作用，只要缺少一種，身體就無法順利運作，造成疲勞或脾氣暴躁。

除了食物，亦可透過營養補給品補充。挑選「維他命B群」或「複合性維他命B」的產品，也能有效攝取多種營養素。

下列將分別介紹有益腦部（心理）的維他命B_1、B_6、B_{12}、菸鹼酸、和葉酸的攝取方式、食材及功效。

維他命B_1——增強好奇心、提升專注力

維他命B群是水溶性維他命，特徵是易溶於水且怕熱，維他命會在食材料理的過程中流失。不過，只要把豬肉或鰻魚等含有維他命B_1的食材，改與洋蔥、紅蘿蔔、韭菜、長蔥等蔬菜一同烹煮，就能避免營養流失。

洋蔥含馬蹄葉鹼，只要與維他命B_1一起攝取，就能轉化成蒜硫胺素，讓身體容易吸收。多吃豬肉炒韭菜、鰻魚洋蔥鍋等菜色都很適合。此外，日式料理中常出現的鰻魚亦含維他命B_1，夏天吃可以補充體力，預防中暑。

含維他命B_1的食物

豬腰內肉、豬腿肉、鰻魚、黃豆、花生、糙米、胚芽米

功效

維他命B_1能將醣類轉化成能源，讓身心充滿活力，一旦缺乏維他命B_1，容易感到

焦躁、心情鬱悶。此外，**缺乏維他命B_1時，將無法順利代謝醣類，體內容易累積乳酸等疲勞物質，讓人更疲倦。**

如果長期食用「高醣食物」，身體也會缺乏維他命B_1。經常感覺疲勞的人，或許就是因為攝取過多的含醣食物所致。也有許多研究指出，維他命B_1會影響兒童的腦部學習。實驗結果顯示，每天持續服用兩毫克維他命B_1的人，一年後和沒有服用的人相比，在智力發展及對事物的興趣、關注等方面，皆明顯優於對方。

維他命B_6——穩定心神

若希望體內的蛋白質能順利運作，便需要維他命B_6的協助，一旦蛋白質的攝取量增加，身體就會需要更多的維他命B_6。建議可從「動物性食物」中攝取。

含維他命B_6的食物

鰹魚、鮪魚、鮭魚、秋刀魚、牛肝、鯖魚、香蕉

功效

維他命B_6和腦部神經傳導物質的生成有關，亦和抑制情緒亢奮的GABA有密切關聯。此外，蛋白質與脂質的代謝也少不了維他命B_6，一旦缺乏，將無法抑制神經亢奮，導致神經過敏，難以入睡。因此，維他命B_6是讓「心神穩定」的重要營養素。**體內若缺乏維他命B_6，也會導致學習力降低、手腳抽筋或發麻等症狀。**若孕婦在懷孕初期嚴重害喜，也可能是因為缺乏維他命B_6所致。

菸鹼酸——增加活力

「菸鹼酸」由色胺酸合成，當體內缺乏維他命B_1、B_2、B_6時，便無法順利合成菸鹼酸。不過，只要多吃魚類、肝臟、肉類等食物，就能同時攝取色胺酸、菸鹼酸與其他維他命。容易感到疲勞或無力的人，除了補充維他命B群，亦可每天增加攝取一千～一千五百毫克的菸鹼酸，體力會更旺盛。

含菸鹼酸的食物

豬肝、牛肝、鱈魚子、鰹魚、鮪魚、旗魚、鯖魚、花生、糙米

功效

「菸鹼酸」又稱尼古丁酸，是能促進代謝的三大營養素之一，也是生長與生殖的必需營養素。想讓神經或腦部功能正常運作，不能缺少菸鹼酸。體內一旦缺少菸鹼酸，將導致細胞無法產生能源，人也會感到無力、鬱鬱寡歡、神經過敏及焦慮。

「乙醛」是喝酒後代謝出的副產物，必須仰賴「菸鹼酸」的幫助，才能完全分解。**經常喝酒或容易宿醉者，建議挑選含有菸鹼酸的下酒菜食用，避免體內的含量不足。**事先服用含菸鹼酸的營養補給品，也較不容易宿醉。

維他命 B_{12}、葉酸——提高專注力

只有肉類才含有維他命 B_{12}，故吃素者多缺乏該營養素。此外，動過胃部手術或吸

收率較差的老年人，也容易缺乏維他命B_{12}。

含維他命B_{12}與葉酸的食物

含維他命B_{12}的食物▼牛肝、豬肝、雞肝、牡蠣、秋刀魚、海瓜子、蜆

含葉酸的食物▼雞肝、牛肝、豬肝、扇貝、油菜花、毛豆、菠菜、草莓

功效

維他命B_{12}能促進神經傳導物質合成，穩定心神，增加專注力與記憶力。與葉酸一同攝取，能發揮「造血」功用，預防或治療貧血症狀。此外，「葉酸」可促進基因合成，也是胎兒發展中樞神經系統的必需營養素，建議孕婦可多攝取。

近期也有研究指出，維他命B_{12}有助於調整生理時鐘。**如果因生活不規律導致睡眠紊亂，或時差等問題者，也可透過攝取維他命B_{12}達到改善作用。**

有效「補充維他命B群」的營養食譜

咖哩鯖魚佐菠菜泥

Point 鯖魚富含維他命B群；咖哩粉則能促進食慾與消化，再搭配含葉酸的菠菜，可強化細胞構造。

材料（2人份）

- 熱量（1人份）：245 kcal
- 維他命 B 群含量：9.7mg

鯖魚片………2片
菠菜………1把
起司粉………2小匙
鹽巴、胡椒粉………適量
橄欖油………1大匙
Ⓐ 調味料………鹽巴、胡椒粉、孜然粉、咖哩粉各1小匙

作法

❶ 鯖魚清洗後擦乾，撒上 Ⓐ 調味料。

❷ 以熱水汆燙菠菜後去除水分，再用食物調理機打成泥（或直接切碎），再用鹽巴和胡椒粉調味。

❸ 平底鍋熱鍋後倒入橄欖油，將步驟 ❶ 的鯖魚煎到酥脆。

❹ 在盤子上鋪好步驟 ❷ 的菠菜泥，撒上起司粉，最後放上鯖魚。

鯖魚的特色在於用味噌滷製或鹽烤，皆很合適。亦可和番茄一起熬煮或灑上起司粉焗烤，就是一道美味又營養的料理。

3 「蛋白質」不足時，怎麼吃最健康？

蛋白質主要分為「動物性蛋白質」及「植物性蛋白質」。前者多存於肉類、魚類或乳製品中；後者可從黃豆或相關食品中攝取。

蛋白質會在消化道分解，成為胺基酸後被人體吸收。胺基酸共有二十種，靠身體自行搭配運用。其中，必須透過飲食才能攝取的「必需胺基酸」共有九種，人體可自行合成的「非必需胺基酸」則有十一種。

✤ 食物中的蛋白質含量越高，越容易被人體吸收

「蛋白質指數」是以人體的胺基酸必需量為標準，將食品中的胺基酸成分比較後，計算出的營養價值。**食物的蛋白質指數越接近一百，代表在人體內的使用效率越好**。像雞蛋的蛋白質指數是一百，豆腐則只有五十一，前者較容易被人體吸收。

不過，「植物性食品」亦含有許多其他食物中沒有的營養素，建議應均衡攝取葷、素食品，才能完整吸收營養。

✤每人每天該攝取多少「蛋白質」呢？

不過，每天該攝取多少蛋白質呢？答案是依體重計算，每公斤攝取一至一・五克。一個體重五十公斤的成年人，每天約攝取五十至七十五克即可。

以一天的飲食量來說，大約是一至二顆雞蛋、一或二塊起司（以六片裝起司為例）、一百克肉類（大塊瘦肉一塊）、一百克魚類（大塊切片一片）、半塊豆腐、一盒納豆（五十克）、牛奶一瓶（兩百毫升）。這些分量要平均分散至三餐與點心中，而不是一次攝取完畢或集中於某一餐食用。

每個人消化與吸收蛋白質的速度不同，容易消化不良的人，請一定要「少量多餐」，分次攝取。有趣的是，**攝取越多蛋白質，越不想吃主食，也不容易餓，具有預防「低血糖」的功效。**

含蛋白質的食物

牛肉，豬肉、雞肉、雞蛋、鰹魚、鮪魚、竹筴魚、沙丁魚、鮭魚、鯖魚、黃豆食品（豆腐或納豆）、牛奶、起司

功效

蛋白質是建構身心的基礎，舉凡血液、血管、內臟、肌肉、神經細胞、毛髮、皮膚、黏膜、指甲、骨頭、荷爾蒙等，人體無一處不是由蛋白質組成的。尤其是腦部的成分有四十％是蛋白質，若說所有營養素的基礎都來自蛋白質也不為過。

如同第一章所述，在腦部（心理）的作用中，蛋白質是神經傳導物質的原料，能打造健康的心理狀態。身體一旦缺乏蛋白質，活力、記憶力及思考力都會降低，增加罹患憂鬱症等心理疾病的風險。更何況，生病時所服用的藥物必須和蛋白質結合，才能運送至細胞。**身體如果缺乏蛋白質，不但無法發揮藥效，還會飽受副作用之苦。**

此外，肩負消除病毒與細菌的巨噬細胞與白血球等免疫物質，也是由蛋白質構成。身體一旦缺少蛋白質，免疫力和體力都會下降。

有效「補充蛋白質」的營養食譜

法式鄉村鹹派

Point

這道菜大量使用高蛋白食物，如雞蛋、豆腐、乳製品及起司。其中，雞蛋和起司還含有色胺酸，有助於穩定神經系統運作。

材料（2人份）

- 熱量（1 人份）：475 kcal
- 蛋白質含量：21.3mg

嫩豆腐………200克
乾櫻花蝦………2大匙
鹽巴、胡椒粉………各適量
Ⓐ 調味料………雞蛋2顆、鮮奶油100cc、披薩用起司60克

作法

❶ 用廚房紙巾包住豆腐，吸去水分後，切成長2公分的小塊並置於烤盅內，再鋪上櫻花蝦，撒上鹽巴與胡椒粉。

❷ 將 Ⓐ 調味料攪拌後，倒入步驟 ❶ 的烤盅內，再放入微波爐，以火力500瓦 加熱2~3分鐘。

食材可依喜好換成毛豆或水煮海瓜子、鮪魚等，只要放入烤盅內再用微波加熱，即可食用。

4 「鈣質」不足時，怎麼吃最健康？

多吃小魚乾、綠色蔬菜，增加鈣質的吸收率

牛奶及乳製品中含有乳糖與胺基酸，能促進鈣質吸收，提高約五十％的吸收率。

此外，小魚乾或綠色蔬菜也含有豐富的鈣質，小魚乾的吸收率約為三十％、綠色蔬菜則約為十八％，只要搭配醋、檸檬或蘋果等含有檸檬酸的食物一同食用，就能提高吸收率。

不過，**「植酸」（多存於糙米及豆類的外皮內）會阻礙身體吸收鐵質，亦會阻礙鈣質的吸收，食用時要特別注意。**

含鈣質的食物

起司、牛奶、優格、小魚乾、柳葉魚、沙丁魚乾、黃麻菜、蘿蔔葉、小松菜、黃豆食品、羊栖菜、芝麻、杏仁

功效

鈣質能強健骨骼與牙齒，還能抑制神經亢奮，調整自律神經，是最天然的精神穩定劑。此外，亦能促進細胞分裂與鐵質代謝，幫助肌肉正常運作，維持心臟跳動等。

身體若缺乏鈣質，會使骨骼變脆弱，容易出現過敏、心律不整、手腳抽筋麻痺等症狀；心理上則會出現暴躁、易怒、神經過敏等反應，也可能造成失眠。

有效「補充鈣質」的營養食譜

高鈣芝麻柳葉魚

Point

柳葉魚含有豐富鈣質，再搭配起司及富含鎂的芝麻麵衣，可一次攝取約600～700mg的鈣質，相當於每人每天所需的基本量。

材料（1人份）

- 熱量（1 人份）：369 kcal
- 鈣質含量：708mg

柳葉魚………10條
帕瑪森起司………4大匙
蛋………1顆（打成蛋液）
熟芝麻………適量
橄欖油………適量
檸檬………1/4塊

作法

❶ 柳葉魚均勻撒上帕瑪森起司，再刷上蛋液，撒上芝麻。

❷ 平底鍋加熱，倒入橄欖油，放入步驟 ❶ 的柳葉魚，用小火慢慢煎到發出香味。

❸ 將柳葉魚盛盤，旁邊放上檸檬。

柳葉魚非常容易料理，稍微烤過後再用醋醃漬就很美味。芝麻除了搭配柳葉魚，也很適合撒在煎豬排或煎雞胸肉上。

5 容易「低血糖」，怎麼吃最健康？

雖然「醣類」是必需營養素，也是身體的能量來源，卻容易造成情緒不穩定。考量對心理健康可能產生不良影響，請盡量避免食用白砂糖、白米、白吐司、冷飲、點心或零食等精製的碳水化合物。

碳水化合物精製後，除了醣類，內含的其他營養素會大幅減少，因此進入人體後，很快就會被消化與吸收，使血糖快速上升。這麼一來，身體會過度分泌胰島素，以抑制急速上升的血糖。當血糖開始下降，會造成強烈睡意、脾氣暴躁、注意力渙散等不穩定的狀態。

✤ 少吃白米、白麵包與砂糖，避免血糖飆升

攝取醣類食物時，請選擇未精製的穀物，避免血糖急速上升。**建議可將白飯換成**

糙米或雜糧飯；白吐司換成黑麥或全麥麵包；烏龍麵則換成全穀蕎麥麵或義大利麵。

如果真的想吃含醣食物，建議選擇「低GI食物」較好。「GI值」代表升糖指數，以數字顯示我們吃下含醣食物後，血糖的上升程度，數字越大，GI值越高。GI值若低於六十，表示該食物不會使血糖急速上升，可安心食用。可參考下列的飲食技巧，有效抑制血糖上升，避免形成低血糖（關於食物的GI值，請參考九十二頁的表格）。

❶先吃含纖維的食物，最後再吃白飯

飯前先吃含有膳食纖維的食物，可以減緩醣類的吸收速度，抑制血糖急速上升。我特別推薦高麗菜絲、海帶芽、昆布、裙帶菜等水溶性膳食纖維食物，溶於水後會變得黏稠，可包覆醣類，使醣類在消化道中緩慢移動，減緩血糖的上升速度。

吃生魚片定食時，可先吃涼拌菜或醃菜，再吃含有蛋白質的生魚片，最後才吃白飯。如果白飯和主菜交替吃，不知不覺就會攝取過多醣類，無益於身體。**容易在午餐後昏昏欲睡的人，可試著在中餐不吃白飯，只吃菜，可消除飯後強烈的睡意。**

❷用「醋」醃漬小菜

「醋」能減緩身體吸收醣類的速度，只要搭配水溶性膳食纖維一起食用即可。像是醋漬海帶芽，就是一道很健康的配菜。

❸避免以飯糰、麵類當作主食

這些食物因為省時方便，是想快速解決午餐的首選，卻也容易造成心理疲勞。建議吃這些主食前，先吃低GI的蔬菜、菇類或蛋白質（肉類、海鮮、水煮蛋）、乳製品（牛奶、起司、優格），以減緩醣類的吸收速度。另外，將白飯改成生蛋拌飯或納豆拌飯，也能有效抑制醣類的吸收（白吐司搭配起司也有相同效果）。

❹避免使用「砂糖」添加甜味

砂糖除了容易被人體吸收，使胰島素快速分泌導致低血糖外，也容易轉化成脂肪。想在咖啡、優格或料理中添加甜味時，建議使用自然甜味劑或人工甜味劑，避免選用砂糖。亦可選用楓糖糖漿、甜菜糖、寡糖、甜菊或阿斯巴甜等代替砂糖。

❺ 在飯後半小時內，散步二十分鐘

在飯後血糖上升時活動肌肉，不僅能消耗醣類，亦可避免胰島素過度分泌，預防低血糖症狀。因此，建議在飯後半小時內，散步二十分鐘，有效預防肥胖。

含醣類的食物

九十二頁已列出常見食物的GI值，用餐或選購食材時，不妨參考使用。

功效

醣類平常以肝糖的型態儲存在體內，當它與膳食纖維結合後，會轉變成碳水化合物，成為效率很好的能源。因此，如果供給身體的醣類不穩定，身心都會因為缺乏能量而感到疲勞。不過，現代人常因為攝取過多醣類，進而形成體脂肪，囤積體內。因此，必須適量攝取，避免心理更疲勞。

● 常見食物的GI值含量表 ●

灰底色欄位的食物，其GI值較高，不宜常吃。

食物名稱	GI值	食物名稱	GI值
地瓜	55	原味優格	25
全穀蕎麥麵（100%蕎麥粉）	59	番茄	30
肉類	45～49	小黃瓜	23
義大利麵	65	納豆	33
黑麥麵包	58	起司	35
全麥麵包	50	雞蛋	30
豆腐	42	味醂	15
牛奶	25	香蕉	55
杏仁	30	海鮮	40
紅茶	10	花生	28
綠茶	10	咖啡	16
巧克力	91	白砂糖	110
麻糬	85	黑砂糖	99
精製白米	84	蜂蜜	88
胚芽米	70	馬鈴薯	90
白吐司	91	玉米	70
烏龍麵	80	糖果	108
甜麵包	95	麵線	68

改善「低血糖」的營養食譜

活力海鮮麥飯

Point

大麥含有維他命B_1，是代謝醣類的必需營養素，可預防血糖在飯後急速上升。此外，羊栖菜內含的鈣質也有穩定神經的功效。

材料（2人份）

• 熱量（1 人份）：296 kcal

麥飯………300克
羊栖菜芽（乾燥）………少許
醬油………2小匙
乾櫻花蝦………2大匙
Ⓐ 調味料：海苔及熟芝麻各1大匙

作法

❶ 羊栖菜芽泡開後，以熱水煮2分鐘後撈起，瀝乾水分，灑上醬油調味備用。接著開小火，以平底鍋乾煎櫻花蝦備用。

❷ 大麥與白飯一起煮成麥飯後，與步驟 ❶ 的羊栖菜及櫻花蝦混合，再加上 Ⓐ 調味料。

羊栖菜含有鈣、鐵質等礦物質，可搭配煎蛋或灑在涼拌豆腐上，亦可當作沙拉的配菜，料理方式多變，方便又美味。

「活腦食物」聰明吃，遠離惱人的身心症

現代人的腦部（心理）除了容易缺乏前文所介紹的營養素外，整體而言，腦部還需要下列的營養補給，包括：

- **三大營養素▼蛋白質、脂質、醣類（葡萄糖）**
- **維他命▼維他命B1、菸鹼酸、維他命B6、維他命B12、葉酸、維他命C**
- **礦物質▼鐵、鈣、鎂、鋅、銅**

接下來要介紹脂質、維他命C與礦物質等，能讓腦部（心理）更健康的吃法。

脂質——有效活化腦部

除了肉類、魚類、堅果類等，植物油與加工食品也含有脂質。因此，必須分辨該

油脂對腦部有益或有害，盡量避免選用劣質油脂。油及食物的選擇方式如下：

❶多從食物中攝取脂質，少吃植物油

從植物萃取出的油容易氧化，並在體內產生活性氧，加速身體老化，使腦部的活動力降低。因此，請盡量從富含脂質的食物中攝取油分。建議可多吃糙米、芝麻、堅果、肉類、魚類、雞蛋及乳製品。

❷別吃有害腦部的反式脂肪

白吐司、甜麵包、零食、速食等，多使用含反式脂肪的人造奶油與酥油製作而成，易打亂神經傳導物質的作用，屬於「劣質油」。

❸選擇水煮，避免吃下過多的飽和脂肪酸

肥肉或乳製品內的脂肪為「飽和脂肪酸」，容易在體內凝固，適度攝取可作為身體能量來源，但不宜過量，避免阻礙血液循環、增加三酸甘油脂的囤積，形成肥胖。

● 對「腦部」有益及有害的油脂一覽表 ●

可多攝取的油脂（淺色）　請盡量避免攝取的油脂（深色）

	飽和脂肪酸	不飽和脂肪酸			
脂肪酸種類	主要存於動物性脂肪中	一價不飽和脂肪酸	多價不飽和脂肪酸		
		油酸	ω-3類		ω-6類
			A-亞麻油酸	EPA DHA	亞麻油酸
食物	牛油、豬油、奶油、起司、蛋黃、肥肉、西式甜點	橄欖油 堅果類	亞麻籽油 紫蘇油	青皮魚類	玉米油 紅花油 大豆油

建議多吃瘦肉，或將肥肉汆燙，去除油脂後再食用。

❹多吃青皮魚類

秋刀魚或竹筴魚等青皮魚類富含「不飽和脂肪酸」，是增進腦部運作的「優質油」，應多食用。

❺減少攝取食用油或加工油

ω-3類與ω-6類的油脂必須在體內取得平衡，否則將導致細胞功能衰退。但是，我們平時食用的油類，如玉米油、紅花油、沙拉醬或加工食品等，多含有「亞麻油酸」；此外，我們常吃的麥類、豆腐與肉類也存有不少，容易傷害腦部。

為了讓身體取得平衡，建議多攝取魚油、紫蘇油等ω-3類的油，或將沙拉醬換為橄欖油，減少攝取ω-6類的油脂。

含脂質的食物

牛五花、豬五花、秋刀魚等青皮魚類、鮪魚腹肉、堅果、種籽類、雞蛋、乳製品

功效

一般人對脂肪與脂質常有負面的印象，覺得會發胖或有害健康。但若從細胞層面來看，包覆細胞的「膜」是由脂質構成，因此如果希望細胞正常發揮作用，就必須有充分的脂質包覆。

不均衡的飲食或錯誤的減肥方式，將導致身體缺少脂質，並從細胞開始衰退。此外，脂質也是性荷爾蒙的原料，一旦缺乏，生殖功能也會減退，造成停經等問題。

此外，腦部約有五十～六十%的重量是脂質，如果把腦剖開，可以發現裡頭是軟

綿綿的塊狀脂質組織，因此，唯有體內的脂質充足，神經傳導物質才能順利運作，讓大腦更靈活。

EPA、DHA——提高學習力

為了避免脂質流失，建議可常吃生魚片，或使用燉滷、焗烤等方式料理食物。**千萬不可使用油炸，避免高溫加熱後讓脂肪融化滲出。**

含EPA、DHA的食物

竹莢魚、秋刀魚、鮪魚、沙丁魚等青皮魚類

功效

「多吃鮪魚眼睛，大腦變聰明！」此一說法曾引發風潮，因為鮪魚的眼睛含有豐富DHA，能讓腦細胞傳遞資訊的經過更順暢，並提升記憶力與學習力。EPA能讓血液清澈，減少血液中的壞膽固醇與三酸甘油脂囤積。若同時攝取DHA及EPA，可預防血栓、動脈硬化、腦栓塞、高血壓及高血脂等疾病。

膽固醇──打造強健身心

從飲食中攝取膽固醇並不會導致膽固醇突然升高。此外，含有膽固醇的食材也同時含有豐富的蛋白質及維他命。

含膽固醇的食物

魷魚絲、雞蛋（特別是蛋黃）、蒲燒鰻、烏賊、雞肝、豬肝、鱈魚卵

功效

腦神經細胞處理的資訊量非常多，故形狀亦很複雜。由於「膽固醇」能維持細胞膜的形狀與柔軟度，因此人體有將近四分之一的膽固醇集中在腦部。**食物中的膽固醇並不會進入大腦，大腦必須藉由「葡萄糖的代謝產物」才能合成膽固醇，**這也是為什麼必須穩定供給「葡萄糖」給大腦的原因。「膽固醇」亦是抗壓荷爾蒙類固醇與性荷

爾蒙的原料，是打造強健身心的必要脂肪。

卵磷脂——增強記憶力

如果常健忘或想預防認知障礙的人，不妨多吃卵磷脂或由天然食物補充。

含卵磷脂的食物

雞蛋（蛋黃）、豬肝、納豆、豆腐

功效

卵磷脂是神經傳導物質乙醯膽鹼的原料，乙醯膽鹼則和記憶力密切相關。體內一旦缺少卵磷脂，**將導致身體缺乏乙醯膽鹼，容易忘東忘西。**

此外，腦細胞是否能正確傳遞訊息，也和卵磷脂相關。腦細胞傳遞訊息時，訊息會轉化為電流訊號，像接力賽般傳遞。

一旦缺乏卵磷脂，便容易漏失電流訊號，無法順利傳遞訊息。像是經常打開冰箱後，卻常忘記要拿什麼，正是「缺少卵磷脂」的明顯表現。

維他命C——提高抗壓性、消除疲勞

動物會在體內自行製造維他命C，遭受壓力時更會大量製造。但人類、猿猴與天竺鼠卻無法自行合成維他命C，尤其是現代人生活壓力大，更容易缺乏維他命C。

因此，人類必須從三餐飲食中均衡攝取。不過，維他命C易溶於水又怕熱，在烹調過程中容易緩慢流失，**因此建議可用快炒代替水煮，亦可直接用微波爐加熱食物，**或多吃新鮮蔬果，也是很好的攝取方法。

含維他命C的食物

草莓、奇異果、橘子、檸檬、紅椒、油菜花、洋香菜、花椰菜

功效

一般人對維他命C的印象是有助於美白肌膚、維持彈性，其實，身體各部位都需

要維他命C來維持身心健康。

維他命C能促進膠原蛋白的形成，讓肌膚更有彈性，也能強健骨骼，使血管更強韌。此外，維他命C也具有消炎作用，能改善過敏、刀傷，並強化白血球的運作，有效攻擊病毒，提升免疫力。維他命C亦有很強的抗氧化作用，能去除體內的活性氧，防止細胞老化。甚至有研究指出，維他命C具有抗癌功效。

壓力大的人或吸菸者會消耗較多維他命C，一旦缺乏維他命C，身體便無法正常運作，造成膚質變差、感冒、腸胃虛弱、疲倦、沮喪等各種身心問題。**如果持續承受壓力，最終會導致類固醇消耗殆盡，引發腎上腺疲勞症候群。**

鋅——調整身體機能

鋅不容易被人體吸收，如果常吃加工食品或速食，又愛胡亂減肥的人，體內容易缺乏鋅，破壞身體機能。

為了提高鋅的吸收率，必須多食用動物性蛋白質、醋或檸檬等含有檸檬酸、維他命C的食物。例如，將炸牡蠣淋上檸檬汁再食用，不但美味，也能提高鋅的吸收率。

含鋅的食物

牡蠣、牛肩瘦肉、小羊肩肉、豬肝、魷魚絲、扇貝

功效

構成人體的必要酵素有兩百多種，其作用皆和「鋅」有關，身體一旦缺乏鋅就無法順利運作。

合成神經傳導物質時也需要「鋅」，它能增進腦部的運作效率並穩定情緒。**如果出現類似憂鬱的症狀或記憶力減退，很可能是因為缺乏鋅。**

當身體缺乏「鋅」時，容易產生掉髮、膚質變差、感冒、味覺失常等症狀。此外，「鋅」也和低血糖症有關，因為鋅能調節胰島素的分泌，一旦缺乏便無法穩定調節，使血糖的起伏不規律。

膳食纖維——調整腸道機能

膳食纖維分為溶於水的「水溶性膳食纖維」及不溶於水的「非水溶性膳食纖維」。若想預防飯後血糖飆升，要多攝取水溶性膳食纖維；想改善便祕則要多攝取非水溶性膳食纖維。只要飲食均衡，就能充分攝取這兩種膳食纖維。

含膳食纖維的食物

水溶性膳食纖維▼海帶芽、昆布、裙帶菜、蘋果

非水溶性膳食纖維▼豆類、豆渣、乾香菇、黃豆粉、花生、蒟蒻、菇類、糙米

功效

膳食纖維能促進腸胃蠕動、減緩身體吸收醣類的速度，預防飯後高血糖並促進排便、加速排出身體有害物質。其同時也是腸道細菌的食物，能調整腸道環境，預防細菌入侵，維護免疫功能。腸道一旦受損，便容易生病，因此必須好好保養。

「甜食」無法消除疲勞，只會越吃越累

很多人在下午三點一刻時，老是覺得嘴饞，或感到疲累、坐不住，想吃點心。每當我看到這個情景時，總忍不住想對他們說：「你選錯食物了，吃點心反而會讓你更坐不住，覺得更累。」

請仔細想想，雖然葡萄糖是腦部不可缺少的能源，但攝取過多時，會使血糖調節功能異常，情緒不穩定。這時如果再吃甜點，反而會讓血糖急速上升，令人昏昏欲睡、頭痛、焦躁不安，不斷產生疲勞感。除了餅乾、甜麵包、巧克力等點心外，仙貝或洋芋片也是容易「讓心靈疲累的點心」。

✤以「新鮮水果」取代甜食，減少疲勞感

優質的點心是指含有蛋白質與脂質、可幫助腦部加速運作、不會促使胰島素大量分泌的食品。建議若真的想吃點心，**可選擇起司、堅果、牛奶、豆漿、無糖優格、水**

煮蛋、魷魚絲或小魚乾。

這些都是富含蛋白質的食物，能成為神經傳導物質的原料，幫助穩定供應葡萄糖至腦部，容易有飽足感，也能讓情緒穩定，維持專注力。飲料則建議選擇無糖咖啡、紅茶或水，千萬別喝罐裝甜咖啡或含糖飲料。**如果真的很想吃甜食，可以選擇甜度較低的水果，像是蘋果，分量則以半顆為佳。**

少喝含醣啤酒、梅酒，避免累積疲勞

飲酒過量除了有害健康，也會影響腦部的營養吸收。喝酒後身體為了代謝酒精，需要消耗許多營養素，包括菸鹼酸、維他命 B_{12}、維他命C、葉酸等，這些皆為合成神經傳導物質的重要營養素。此外，過量飲酒也會破壞消化道黏膜，妨礙營養的吸收。

最大的問題是，許多酒類皆含大量醣類，特別是日本酒與啤酒，可說是「造成心理疲勞的酒」，容易引發血糖調節異常。紹興酒和梅酒也含有大量醣類，含醣量甚至比啤酒更高。

所以，除了避免飲酒過量外，也要記得選擇含醣量少，不會讓血糖急速上升的酒類。此外，喜歡在酒後來碗「拉麵」或「丼飯」的人，更要小心。**因為喝酒會導致血糖下降，當身體處於低血糖狀態時，會本能的想補充醣類食物，因此特別想吃拉麵、飯類等主食。**

✤選擇無醣或零醣酒，避免攝取過多醣類

最近市面上出現許多「無醣」或「零醣」酒，建議選擇每一〇〇毫克中，醣類低於〇・五克的酒類，或改喝威士忌、白蘭地等不含醣類的蒸餾酒或紅酒，相對來說，對身體較無害。如果想先將酒稀釋再飲用，建議可用熱水、冰水或零醣蘇打水稀釋，千萬不要用果汁或汽水等含糖飲料。

如何選擇健康的「下酒菜」？

如果喝「零醣」啤酒，卻搭配熱狗堡或薯條食用，完全無益於健康。熱狗、薯條皆為加工食品，含有大量醣類。此外，燉煮料理等偏甜的食物因為使用砂糖調味，也會讓人不自覺攝取過量醣類。

不過，下酒菜到底該吃什麼，才不會越吃越累呢？重點在「蛋白質」。「動物性蛋白質」含有豐富的維他命B群，能在飲酒的同時代謝酒精，避免宿醉。建議可選擇魚肉等含有動物性蛋白的菜色。

請盡量選擇未加工的下酒菜，例如生魚片、烤魚、鹽烤串燒、豆腐、毛豆等。若是搭配沙拉也可挑選含有動物性蛋白質的菜色，如搭配生魚片的海鮮沙拉、雞絲沙拉或豬肉沙拉等。

請記得，**一定要避免調味偏甜、裹滿麵衣的油炸物、馬鈴薯料理等含醣量高的食物**。下頁是以常見的下酒菜為例，提供挑選建議，可避免攝取過多醣類。

油炸類

○炸雞　✕炸串

油炸食物要注意麵衣和食材的比例。沾滿酥脆麵包粉的炸串，再搭配甜甜的醬汁，最容易使血糖上升，**食用前不妨剝去麵衣再吃**。此外，喝酒必點的薯條、可樂餅、炸春捲等，其營養成分多為醣類，最好少吃。

煙燻類

○魷魚絲、罐裝鮭魚　✕臘腸、牛肉乾

幾乎所有的肉類加工品都有添加物，只有日曬的魚乾不含添加物或含量極少，可安心食用。不過，如果是以醬油和砂糖醃漬成甜口味的魷魚絲，就要盡量少吃。

沙拉類

○海鮮沙拉　✕蔬菜棒

選擇含有「動物性蛋白質」食材的沙拉為佳，**光吃蔬菜無法獲得充足營養及幫助酒精代謝**。建議可選擇鮪魚、鰹魚、鰤魚等含有豐富維他命 B 群的魚類沙拉，或烤牛肉沙拉、油豆腐沙拉、雞絲沙拉等料理。

✤ 美味下酒菜，這樣挑最健康！

燒烤類

○鹽烤　✕醬燒

燒烤類食物含有較多蛋白質，例如雞肉串、豬肉串、烤花枝、烤蝦、烤魚等，均含有蛋白質及維他命 B 群，可幫助酒精代謝。不過，需注意調味，**盡量選擇「鹽烤」而非含有大量砂糖與味醂的醬燒口味。**

燉煮類

○鰤魚蘿蔔　✕馬鈴薯燉肉

雖然兩種食物的調味都偏甜，但馬鈴薯因含有醣類，易使血糖飆高；鰤魚則含有屬於維他命 B 群的菸鹼酸。**記得別吃偏甜的滷蘿蔔**，以控制醣類攝取。

主食類

○蔬菜湯麵（加一顆溫泉蛋）　✕拉麵

喝酒就不宜再吃主食，如果無法控制食慾，請選擇配料豐富的菜色，而不是單吃麵條或米飯。吃拉麵時，麵條只吃一半，接著吃配料，最後喝幾口湯，如此就能放心享用拉麵的美味。如果選擇米飯，建議可點飯量較少的鹹粥類，或牛丼、親子丼等非油炸的蓋飯，只吃配料及一半的米飯。

營養補給品不能代替食物，服用前請仔細挑選

想要擁有好情緒，維持心理健康，就必須在飲食中持續攝取腦部所需的營養素。如果因為工作或生活不規律，無法均衡攝取時，建議可選擇「營養補給品」。

當我們不敢吃某種食物，導致缺少該營養素，或因為營養不良而出現後遺症時，可透過營養補給品補充。我所提倡活腦飲食法，是以「改善飲食」為基礎，再適當搭配營養補給品，輔助治療。

✤購買營養補給品前，請先了解成分

現在無論是藥妝店或網路，我們都很容易買到營養補給品。不過，選購時請以「天然成分」為優先考量。以形狀而言，**膠囊較天然，藥錠則必須確認成分後再服用**。如果是表面粗糙的藥丸，或藥片看得到顆粒，成分可能較天然。此外，天然的營養補給品一定會散發出氣味，若沒有味道，就可能是加工品。

營養要從「飲食」中攝取，一種食物可能同時含有蛋白質、脂質、鐵質等營養素。這些營養素被身體消化吸收後，會開始代謝或發揮功效，使身心順利運作。

天然的營養補給品成分雖然無法完全和食物一樣，但會以複合體的形態進入體內，經過類似食物消化的階段，發揮代謝或生產的效用。另一項優點則是「能重點攝取飲食中無法顧及的營養」。如果擔心看不懂標示或成分，不妨前往製造商的網頁確認，或直接詢問藥師。

✤「營養補給品」怎麼吃最有效？

營養補給品的外觀類似藥物，但其成分是營養素。**空腹服用營養補給品的吸收效果較差，請在飯後胃酸分泌旺盛時服用**。如果患有特殊疾病或正在服用藥物的患者，請先向主治醫師諮詢種類與服用方式。

透過第二章的檢測表，我們已經知道自己缺乏哪些營養素，因此，請先改善飲食內容，並適時地添加含有該成分的營養補給品，連續執行三個月。三個月後請再做一次檢測表，只要符合的項目減少，就代表身體已開始改善，請持續執行。

✤「抽血檢查」可找出體內不足的營養素

此外，如果想了解自己缺乏哪些營養素，必須懂得解讀「抽血檢查」的數值代表意義。分析抽血檢查的數值就像找出遺落的拼圖，只要把缺少的那塊拼回去，身心便能恢復正常。更有趣的是，只要補充缺乏的營養素，原本過高的數值就會下降，回到正常範圍內。這正是代謝逐漸恢復正常的結果。

因此，書末也從抽血檢查報告中，彙整「自我檢測」的標準數值，並製成表格（詳見第一八二頁），供讀者自行參考並找出體內缺少的營養素，進行補充。

活腦專欄 3

老人味不是體臭，原因在於「營養不足」

應該有許多男性朋友步入中年後，開始在乎身上的老人味。「老人味」是肌膚的皮脂腺分泌脂肪酸後氧化，所散發出的獨特味道。除了年齡，不健康的飲食或生活習慣使體內產生活性氧，也是導致產生異味的主因。

「活性氧」會加速細胞老化，造成血管障礙，導致心肌梗塞或腦栓塞等。細胞一旦氧化，便會產生不正常的細胞，增加罹患癌症的機率。

✤補充不足營養，由內而外去除惱人體臭

如果覺得另一半身上有老人味，建議從「體內」除臭，而不是從體外著手。**只要將含有「抗氧化」維他命的食物融入三餐中，就能有效地去除活性氧。**

抗氧化的維他命包括維他命A、C、E，可互相支援並預防細胞氧化，要一起攝取才能發揮功效。我推薦的抗氧化菜色是「堅果蔬菜沙拉」，只要在綠色蔬菜上灑些堅果，並搭配沙拉醬食用即可。

除了男性，女性的體味也會因為年紀增長而產生變化，建議步入中年的夫妻可從飲食著手，有效消除惱人的體味。

活腦專欄 4

運動選手為什麼重飲食？因為「營養」是致勝關鍵

運動員每天努力地鍛鍊強壯的身體與精神，就是為了在比賽中獲得勝利。獲勝的關鍵除了練習課程、訓練環境及指導教練外，還有一項就是「營養」。

我非常喜歡看運動比賽，除了欣賞選手的表現，也會觀察他們的神情外貌。當選手表現不如預期時，**從肌肉和脂肪的生長狀況、臉色與皮膚狀態、身體的動作及表情等，就能判斷該選手缺乏哪些營養素**。

曾有某位花式溜冰選手長期陷入低潮，傷後一直無法復原。我從電視上看到她的臉部特寫時發現，她的下巴長滿青春痘、肌膚暗沈粗糙，一看就知道體內鐵質不足，因此身體無法順利合成膠原蛋白，幫助皮膚的細胞分化，傷後自然不容易痊癒。

不過，這名選手最近表現已大幅好轉，看她比賽時的神情，眼神充滿力量、肌膚光滑有彈性，臉上也不再亂長青春痘。聽說她是在求助於營養師，徹底改善飲食後才恢復正常狀態。由此可見，「食物」帶來的良好效果，明顯反映在比賽成績上。

✤想在比賽中得勝，營養一定要充足

其實，女性運動員很容易缺乏鐵質，尤其是馬拉松跑者、排球或籃球等身高較高的女性選手，或是柔道、高爾夫選手。為什麼呢？因為每當腳底承受跑跳的撞擊，血液中的紅血球就會被破壞。另外，運動時身體累積的疲勞物質「乳酸」，也會破壞紅血球。運動選手的肌肉量較多，易消耗鐵質，流汗的同時也會將鐵質排出體外。

運動選手消耗的熱量不同於常人，高達數千大卡，因此營養的消耗量也與一般人不同。「營養素」當然也會影響選手的表現。我認為這對身體及心理層面的影響都很大，例如，花式溜冰需要維持四分半鐘的優雅滑步；足球選手則需要持續九十分鐘的跑動，比賽的專注力的確需要依賴腦部的「營養素」，進而維持正常運作。

為了求勝，運動界十分重視攝取的營養種類、時機與分量，這些亦屬於訓練的一部分。借用美國奧運指導員的一句話：「如果訓練量相同，最後一秒、最後一公分的差距，就是營養。」對選手而言，**如果身體條件差不多，「營養」就是致勝的關鍵。**只要調整飲食內容，比賽成績也會跟著進步。

第 4 章

關於「活腦飲食」，你知道的都是錯的！

養生絕不能只吃「蔬菜」或「維他命」

目前社會上充斥著許多誇大的健康資訊，例如：「吃這個最有效！」、「每天吃，永保青春不老！」只要形成一股風潮後就會被各家媒體大肆報導，該食品便會賣到缺貨。

不過，醫學日新月異，我看過許多病患因錯誤的健康常識或飲食觀念而生病。為什麼呢？因為「過去的常識已經徹底被顛覆了」。

舉例來說，曾有病患不解地問我：「為了健康我只吃蔬菜，也很重視養生，為什麼身體還是不舒服？」原因很簡單，**因為「蔬菜」無法充分供給腦部（心理）活動所需的營養素**。

因此，本章我將回答常見的健康迷思，及介紹讓腦部更有活力的飲食方法。

1 甜食無益於大腦，只會越吃越累

我們常說「累的時候特別想吃甜食」。當我們感到疲倦時，只要吃下巧克力、餅乾等甜食，就會感到幸福，疲勞也會在一瞬間煙消雲散。為什麼呢？因為吃完甜食後，腦部的幸福荷爾蒙「血清素」會暫時增加。我們之所以習慣「疲憊時吃甜食」，是因為身體已經記住「如何增加血清素的方法」。

「血清素」的原料是色胺酸，屬於胺基酸的一種。當我們吃下甜食後，色胺酸會排擠其他胺基酸，被腦部選擇性吸收後合成血清素。但是，這種能量補給只是暫時應急，如果沒辦法隨時供應充足的色胺酸，便無法生產血清素。

因此，**如果沒有攝取胺基酸，只吃「甜食（醣類）」暫時增加血清素，幸福感不久就會消失**。如此一來，我們只會想吃更多的甜食，身體卻沒辦法製造充足的血清素，吃再多也無法滿足。

如果長期持續缺乏血清素，會變得暴躁易怒、焦慮，久而久之轉為慢性疲勞，甚至可能惡化成憂鬱症。工作時吃點心，或愛喝含糖的罐裝咖啡，無法提高工作效率，只會加班到越來越晚。

✤多吃堅果、小魚乾，有效增加紓緩腦部的「血清素」

如果無法戒除「吃甜食」的習慣，除了影響腦部運作外，也會對其他部位造成影響。身體為了壓低急速攀升的血糖，會大量分泌胰島素使脂肪增加。這些脂肪會轉化為內臟脂肪，最後成為「代謝症候群」的導火線。

我們要讓製造出的「血清素」持續發揮作用，而不是只有短暫效果。雖說肉類和魚類富含蛋白質，但我們不可能在點心時間吃這些食物。

因此，不妨多吃起司、堅果、小魚乾、牛奶、豆漿、無糖優格及魷魚絲等。這些食物都必須經過咀嚼才能吞下肚，可促使唾液分泌，消除飢餓感。事實上，**只要咀嚼十五到二十分鐘，身體自然而然就會開始分泌血清素。**

因此，只有勞動後才適合吃甜食（醣類），如健行、登山或慢跑結束後，為了補充被消耗的熱量，可吃糖果或巧克力。如果只是因工作而感覺疲累，則必須要補充「血清素」而不是吃甜食，才能有效紓緩腦部疲勞。

2 「糖分」會破壞血糖值，建議改用「豆類」或「蔬果」

許多人誤以為只有「砂糖」能做為腦部的能源，因此會大量補充「醣類」。為了維持正常的腦部運作，大腦的確需要「葡萄糖」來合成各種物質，但是，太多或太少都不好。換句話說，腦部需要的是「穩定供應」營養素。

白砂糖或含糖食品中的「醣類」會被身體迅速吸收，破壞正常的血糖調節，讓血糖數值不穩定，形成低血糖症。一旦血糖不穩，身體為了提高血糖會分泌過多的腎上腺素與去甲腎上腺素，之後又為了緩解這個狀態，身體必須消耗血清素來補救，使得血清素越來越少。

原本以為吃甜食可以紓緩疲勞，結果因葡萄糖的供應不穩定，讓腦部缺乏血清素，逐漸陷入惡性循環。

✤以「天然甜味劑」取代砂糖，預防腦部受損

豆類、乳製品、未精製穀物或蔬菜中所含的醣類，才是對腦部有益的物質。這些食品中的醣類會被身體轉化為「葡萄糖」使用，以便持續穩定供應身體的需要用量。若真的想添加甜味，請改用天然甜味劑（寡糖、羅漢果萃取物製成的糖）或人工甜味劑取代砂糖，避免吃下過多糖份。

生活中隨手可得的白米、白麵包或零食等醣類食物，就是威脅腦部（心理）健康的元兇。**如果已是生病患者，我強烈建議一定要戒除甜食，從其他食材中攝取醣類，**以便供應腦部需要的葡萄糖。

3 「GABA食品」只是噱頭，成分無法被大腦吸收

GABA是神經傳導物質，能穩定精神，使心情平靜。因此，市面上也出現許多標榜含「GABA」的輔助食品，強調能撫慰心靈的疲憊。其實，就算食用該產品，GABA也不會進入腦部。因為腦部所需的神經傳導物質，只會由腦部「自行合成」，若擅自從食物中攝取，反而會破壞腦內平衡。

「大腦」是身體的指揮中心，能預防多餘或有害的物質進入，具有把關的作用。「血腦障壁」就是物質從血管進入腦部前必須通過的關卡，只有極少部分的物質能通過，例如醣類分解成的葡萄糖、胺基酸、脂質、脂溶性荷爾蒙等。

換句話說，**GABA無法通過血腦障壁，因此食用再多也無法被腦部吸收。**

多吃蛋白質，有效增加體內的GABA

以標榜含GABA的巧克力來說，多含有喜樂素（anandamide），具有高成癮性。當喜樂素和腦部的類鴉片受器結合後，會製造快樂荷爾蒙多巴胺，讓人「暫時」覺得高興，並非永久，因此，請一定要小心成癮。

但該怎麼吃才能有效增加體內的GABA呢？可經由「蛋白質」來獲得。因為蛋白質分解成胺基酸後，內含的「左旋麩醯胺酸」會在腦中合成GABA，不妨多吃。另外，酒精與毒品屬於「脂溶性」物質，能通過血腦障壁，造成上癮，強烈建議也要戒除。

4 適量攝取「蛋白質」，打造強健心靈

我們的身體以「蛋白質」為基礎，心靈也是由蛋白質建構而成。腦部的神經傳導物質傳會在傳遞資訊時產生電波，進而產生心情。因此，只有訊息順利被傳遞時，人體才會有「高興」、「快樂」、「活力」等情緒發生。即使生活忙碌又充滿壓力，只要神經傳導物質能正常運作，我們就能抱持正面思考的態度，繼續向前邁進。

有些人做事容易半途而廢，是因為「神經迴路」已習慣既定的思考模式，只要增加新的神經傳導物質或神經營養因子，建立新的迴路，就能轉變想法。因此，必須多攝取「蛋白質」，以保有神經傳導物質與神經營養因子的原料供給。

身體的蛋白質一旦不足，便無法打造強健的身心。就像蓋大樓時水泥不夠便偷工減料，這樣結構不穩的大樓很容易因小地震而龜裂，甚至倒塌。缺乏蛋白質的身體亦是如此，非常不堪一擊。

✤補充蛋白質後，終於不再憂鬱

我曾經治療過某位患者Y先生，他因為憂鬱症長期看診，三年來不斷重複發病、停職、復職的惡性循環。原因在於，他會自行決定服藥或停藥，也沒有遵照醫生的指示調整飲食，所以無法建立穩固的治療基礎。最後，當他因為停職已達期限而無路可退時，才終於下定決心，配合治療。

「醫生，您每次看完抽血報告就說我缺乏蛋白質，所以我現在會喝蛋白質飲品，也會服用菸鹼酸補充劑，更不吃主食及點心。」Y先生說。

一個月後，Y先生再度來到診所，身材明顯圓潤許多，他告訴我；

「我每天都喝一杯蛋白質飲品，喝完後就吃不下主食，也沒辦法再吃碳水化合物。不過，精神反而變好，憂鬱症沒有發作，也不會排斥上班。」

由此可見，「蛋白質」就是打造強韌心靈的最佳原料。

5 身體需要好油，「無油飲食」易讓頭腦變笨

一般人常認為「減肥要少肉、少油」，其實，減肥時不吃肉、不攝取油脂，反而會提高罹患憂鬱症的風險。導致肥胖的來源是米飯、麵包、點心等精製醣類食物。「醣類」容易被身體吸收，導致胰島素分泌過剩，而胰島素又稱為「肥胖荷爾蒙」，使脂肪增加。一旦攝取過多醣類，情緒也容易不穩定，對身體毫無益處。「蛋白質」則是身體的基礎，也是神經傳導物質的原料，會影響情緒。若身體缺少蛋白質，會使心靈變得空洞而殘破。當然，我們也不能就此採取極端的無油飲食。雖然攝取過多有害油脂，會形成脂肪並影響身心功能；不過，優質的油脂則能形成防護膜，保護細胞。

當細胞被包覆在油膜下時，能讓神經傳導物質間的傳遞順暢。**若完全不吃油脂，反而會使腦袋不靈光、健忘、記憶力減退等，有害無益。**

有些人覺得「豆腐或納豆」能代替肉類，這是完全錯誤的想法。因為植物性蛋白

質的蛋白質指數低，也缺乏某些必需胺基酸，像是促使身體合成蛋白質的「甲硫氨酸」等。因此，只依賴「植物性蛋白質」也無法充分合成體內的蛋白質。唯有均衡攝取植物性及動物性蛋白質，才能維持身體健康。若刻意不吃蛋白質，反而會讓肌膚變得粗糙乾燥，毫無光澤。

✤膠原蛋白無法單獨被人體吸收，必須搭配鐵質、維他命C

在有益肌膚的營養素中，最受推崇的即為「膠原蛋白」。不過，只吃膠原蛋白也無法讓肌膚充滿彈性。原因在於「膠原蛋白」是由胜肽鍵結多種胺基酸而形成長鏈，就算從食物中攝取，也無法立刻被吸收，必須先在體內消化後分開鍵結，直達胺基酸層級才會被人體吸收。這段過程非常漫長，導致有些膠原蛋白會被排出體外。

因此，**若想再生成肌膚細胞，必須由分解後的胺基酸、鐵質與維他命C共同合成膠原蛋白。換句話說，並不是單吃膠原蛋白就能直接增加肌膚的彈性**。想要有完美的肌膚，除了攝取蛋白質，也需要維他命與礦物質。只要體內營養充足，外表就能容光煥發。

6 人類是「雜食動物」，偏食會導致營養不良

現代人的飲食常「肉多於菜」，因此，「吃素」常被認為是「重視健康」的養生之道。雖然蔬菜是含有維他命與礦物質的好食物，但是「單吃蔬菜一定健康」則是錯誤的觀念。我曾參加某個電視節目，當天同台的醫生說：「牛沒吃肉都能活下去，人類不吃肉也能活。因此，根本沒必要吃肉！」對於我來說，該說法毫無根據可言。

牛是草食動物，之所以只吃草也能維持健康，是因為腸胃中的微生物能分解植物，並轉化成足夠的營養素。這些微生物會分解植物細胞壁中的纖維素，產生葡萄糖並合成胺基酸，進而生產蛋白質。此外，消化道中的酵素槽，可使細胞壁的成分發酵後形成短鏈脂肪酸，成為能量來源。讓草食動物就算受到肉食動物攻擊，也能迅速逃跑。

但是，**人類的腸胃中沒有能合成胺基酸的微生物，只吃蔬菜會使身體缺乏蛋白質，讓皮膚、骨骼、肌肉與血管變脆弱**。一旦腦部無法製造神經傳導物質，人就會變得無精打采。由此可見，人類是「雜食」而非草食動物，如果沒有均衡食用肉類及魚

腸道是「第二個大腦」，會影響情緒

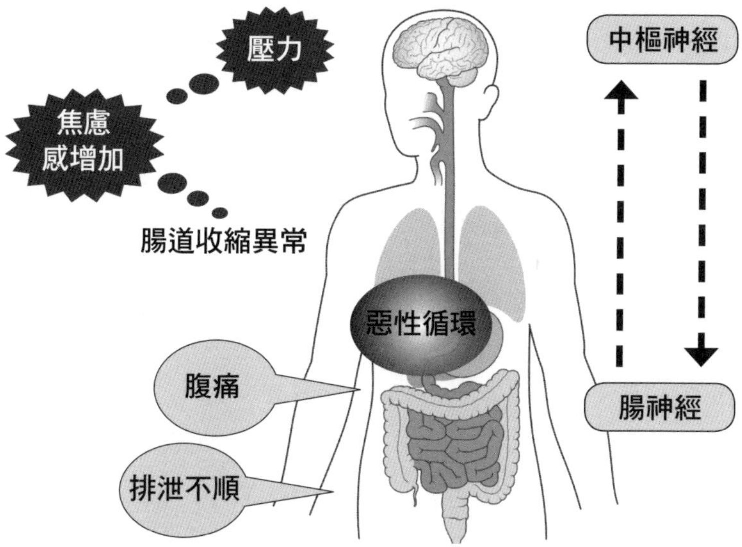

類，攝取蛋白質中的胺基酸，身體就無法正常運作。

不過，「蔬菜」中的膳食纖維確實對身體有益。「膳食纖維」是腸道細菌的食物，有助於調整腸道環境。腸道環境和腦部（心理）的作用緊密相連，腸道甚至可說是人體的「第二個大腦」。

腸腦相連，壓力會造成便祕或腹瀉

「腸道活動」由自律神經控制，當感到壓力大時，腸道也會受影響，造成便祕或腹瀉。因為自律神經是由腦部的下視丘控制，壓力所造成的刺激會從下視丘通過脊髓傳至腸道，讓肚子不舒服，無法專注，提不起精神。

大腦與腸道會相互刺激，形成「腦腸交互作用」。當腸道的感覺神經發出「不舒服」的訊號，並通過脊髓到達腦部時，掌管情緒的大腦邊緣系統會發出「心情不好」的訊息讓身體知道。一旦腸道環境變差，心情就容易鬱悶，沮喪，影響心理健康。

多吃高纖蔬果，打造健康的腸道

只要腦部（心理）平穩，腸道活動也會穩定；一旦腸道穩定，情緒就會平靜。因此，建議大家多吃蔬菜，攝取豐富的膳食纖維，維持乾淨的腸道環境，讓內心充滿活力，因為「腸道健康與否會影響情緒」。

7 別盲目計算卡路里，「限醣」才是瘦身關鍵

成年人每天的熱量攝取標準是一千八百大卡至兩千兩百大卡左右（依性別、生活、工作環境等有些許差異），一旦攝取超過四千或五千大卡時，就會造成肥胖，成為疾病的導火線。

只重視卡路里而忽略營養價值，也會導致生病，因為營養充足的關鍵是「重質不重量」。舉例來說，烏龍麵搭配什錦飯和漢堡肉定食相比，哪一個對腦部較好？

答案是能攝取「動物性蛋白質」與「鐵質」的漢堡肉定食。因為烏龍麵及什錦飯都含有大量醣類，無法成為製造神經傳導物質的原料。若選擇食用烏龍麵及什錦飯，下午就會感到昏昏欲睡，無法集中精神，造成低血糖狀態。

此外，**缺乏蛋白質也會使腦內的血清素不足，容易形成憂鬱症。**

✤零食多高油、高醣，一定要少吃

重視熱量的人常會把肉類或油脂視為眼中釘，盡量避免吃這些食物。不過，這麼做無法降低熱量。蛋白質的熱量和醣類一樣，都是一克四大卡，但是我們很難一次吃完兩百克的牛排，卻很容易將兩百克的米飯吃完。

此外，一克脂質約九大卡，但我們也不可能一次吃那麼多的油脂。那麼，脂質是如何進入人體的呢？答案是透過我們吃的甜麵包及零食。飯糰、甜甜圈或仙貝皆含有醣類及劣質油脂，熱量非常高，食用後無益於身體，反而對人體有害。

✤減肥時要少吃白飯、甜點，多吃肉類、魚類

想減少熱量攝取，必須先從減量食用「醣類」開始。米飯或甜點的消化吸收速度快，吃完後容易感到嘴饞。反之，「蛋白質」的飽足感較持久，是「止飢」的食物。**如果減肥常半途而廢或不斷復胖，請試著多吃「高蛋白、低醣」的食物吧！**

如果因為減肥而吃不飽、心情焦躁，造成營養不足或憂鬱症，這時候請多吃肉

類、魚類、黃豆食品、起司、牛奶、豆漿、無糖優格等有飽足感的蛋白質食物，並戒除米飯、麵類及點心。

容易因減肥感到焦躁，是因為血糖過低及缺乏神經傳導物質的原料所致。若採取「高蛋白、低醣」的飲食模式，減肥將不再是件苦差事。懂得挑選食物就能打造健康身體，心情也不會再痛苦焦慮。

8 以「醣類」為主的飲食，易造成糖尿病

各位是否聽過「三大營養素」呢？三大營養素包括蛋白質、脂質及醣類。日本厚生勞動省（相當於台灣的衛生署）推薦的三大營養素食用比例為蛋白質十五％、脂質二十五％、醣類六十％，飲食上建議以「醣類」為主食。（編按：台灣國民健康局提供的三大營養素飲食比例為蛋白質十二～十四％、脂肪二十五～三十％，醣類則是五十六％～六十三％，數值與日本相近。）

許多人以為這樣的飲食比例很健康，實際上並非如此。請各位回想第一章的案例，患有恐慌症的高橋由貴子小姐在治療前，每天攝取的三大營養素比例為蛋白質十四％、脂質三十％、醣類五十六％，雖然脂質稍多，仍接近理想的飲食比例。

不過，仔細看她的飲食內容可發現，她習慣吃很多零食及喝很多飲料，攝取過多的精製醣類，一天攝取的總熱量高達三千零一十八大卡，以四十多歲的女性而言，約超標一千大卡。高橋小姐已罹患恐慌症與憂鬱症多年，並持續服藥中。恐慌症的背後

高橋小姐在治療前後的「飲食比例圖」

Befor 飲食治療前　　After 飲食治療中（採取限醣及低GI飲食）

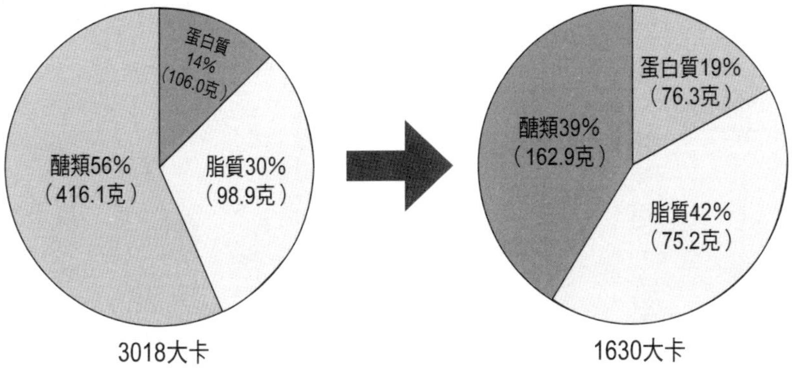

改變三大營養素的飲食比例，減少醣類攝取，增加蛋白質的攝取量後，高橋小姐的病情已獲得改善。

還潛藏低血糖症，如果無法控制血糖，將可能惡化為糖尿病。由此可見，她的飲食比例雖然均衡，但身體與心理狀態卻早已生病了。

✤糖尿病的成因是「醣類」，與飲食西化無關

此外，還有另一個也是依照三大營養素比例飲食，卻造成相反效果的真實案例。曾有學者於一九八八年對日本某地區居民進行健康檢查，發現該區的糖尿病患者不斷激增，為了改善狀況，他開始展開研究。

首先，為了預防糖尿病患者增加，

九州大學醫學院小組依照糖尿病的治療準則，教導居民採取蛋白質二十%、脂質二十%、醣類六十%的比例飲食，並配合運動，雙管齊下。結果，十四年後的調查顯示，該地區的糖尿病患者不減反增。換句話說，國家推廣的「三大營養素飲食比例」無法治療糖尿病，反而會使患者增加，這個結果令人非常意外。

據說該地區的居民在接受治療前，原本很少吃米飯，晚餐習慣以魚或肉配燒酒。後來發現，蛋白質或脂質並非糖尿病的成因，最大的影響在於「攝取過多精製醣類」，導致胰島素分泌過剩。

看到這裡應該有人懷疑：「古時候的人吃更多米飯，魚或肉類反而吃得少，卻很少有糖尿病的案例出現，應該是飲食西化造就現在的結果吧？」但是，**西式飲食和糖尿病患者的增加無關，我們要注意的是「攝取的醣類食物種類」**。

✤精製米含大量醣類，易使血糖上升

古時候的製米技術不發達，人們所吃的是原始未加工的米，其沉著成分如胺基酸、不飽和脂肪酸及維他命等未被去除，因此，身體對醣類的吸收速度也較緩慢。此外，以前的交通不發達，不管到何處都必須依賴雙腳，運動量非常高。換句話說，以前的人胰島素分泌量少，自然沒有罹患糖尿病的風險。

美國的研究數據也顯示，即使降低脂肪攝取率，糖尿病的罹病人數依舊不斷增加，改吃低脂食物也無法降低心血管疾病的風險。更可怕的是，統計數據顯示「糖尿病患者也容易得憂鬱症」，這點最近也受到醫界關注。**證明食用過量的醣類，會對身心帶來不良影響。**

9

「和風醬」含大量砂糖，建議改以胡椒或鹽巴調味

一個和風漢堡排大約五百五十大卡，添加起司的義式漢堡排則是七百大卡，感覺前者較健康。不過，千萬別被數字所騙，**和風醬汁雖然清爽，卻加了大量砂糖，熱量雖低，卻容易吃下過多醣類。**

咖啡或甜點的砂糖，只要減少用量就能避免過量攝取，反而是料理中的砂糖（醣類），容易讓人毫無警覺地吃下肚。市售的和風醬汁、火鍋醬、燒肉醬、涮涮鍋醬等都屬於高醣的危險食品。如果認為「和風」或「日式」就代表健康而放心食用，會在不知不覺中發胖，導致血糖調節異常等問題。

✤ 義式料理多不含砂糖，能維持血糖穩定

我的朋友長年旅居義大利，每年只會回來日本小住幾個月。她對我說：「我只要

待在日本一個月，就會胖兩公斤。不過，一回到義大利，約兩個星期就能瘦回來。」

義大利菜雖然感覺油脂較多，卻幾乎不使用砂糖，且義大利麵的GI值也很低，搭配淋上橄欖油的沙拉一起食用，不會讓身體分泌過多胰島素，自然不易發胖。

攝取過多「醣類」將導致血糖不穩定，身體為了代謝過度攝取的醣類，必須消耗大量維他命B群。**「維他命B群」原是幫助神經傳導物質合成的重要維他命，一旦被消耗殆盡，就會加重腦部的負擔。**

因此，義式漢堡排含豐富蛋白質，起司則含蛋白質與鈣質，皆是有益於大腦的食物，是較健康的選擇。另外，也可以多吃烤雞，只要不塗醬汁，改用鹽巴或胡椒調味，就能避免食用過量醣類。

10

「無油食品」真的健康嗎？為了口感，會添加砂糖調味

你是否也認為「無油」沙拉醬較健康呢？為了健康而使用「無油」沙拉醬，反而會攝取過多醣類，讓腦部更疲憊。

食物好吃的原因來自「油」與「糖分」的添加量。五花肉比瘦肉好吃是因為肉汁滲出的油脂。因此，沙拉醬中的油分一旦減少，就必須改用糖分來維持口味。一大匙的無油和風沙拉醬含有二・四克的醣類；一大匙的法式沙拉醬卻只有〇・九克的醣類，當然是後者較健康。

挑選沙拉醬時，必須選擇含醣量少或不含砂糖、葡萄糖果糖萃取物、麥芽糖的產品。如果不想使用沙拉醬，也可以改加初榨橄欖油，再用鹽巴或檸檬調味，簡單美味又健康。

✤低脂牛奶熱量低但糖分高，反而不健康

此外，我也不建議喝低脂牛奶。**因為「乳脂」是牛奶香甜濃郁的來源，一旦去除乳脂，就必須改用砂糖、脫脂奶粉或奶油等取代**，非常不健康。

一般來說，兩百克的全脂牛奶含有九・六克的醣；低脂牛奶則含有十一克的醣，明顯超過前者。請挑選純鮮乳或全脂牛奶，別再喝低脂牛奶，除了健康，更能充分攝取蛋白質及鈣質。

11 「日式點心」含醣量高，一定要少吃

受近年甜點風潮盛行，布丁或甜饅頭等甜食越來越普遍。有些人認為日式點心，如銅鑼燒，比一般的海綿蛋糕熱量低、脂肪少，因此可安心食用。的確，海綿蛋糕由麵粉製成，鮮奶油則含砂糖與脂肪，確實會對腦部造成不良影響。但是，日式點心常使用紅豆餡和甜醬汁製作，也含有砂糖；甜饅頭的外皮則使用麵粉；麻糬則由糯米製成，均含有大量醣類。

有些會認為人，仙貝是鹹的，應該可以吃吧？錯，因為仙貝或米果由米製成，米也含有醣類。即使午餐刻意以「蛋白質」為主食，飯後卻以仙貝當點心，等於吃下一碗白飯，前功盡棄。

只要是點心，便可能含有大量醣類，食用時雖然產生幸福感，身體卻容易出現不適。因此，**無論哪一種點心，皆必須控制食用量，最忌以甜食紓壓，影響心靈健康。**

12 想睡時喝甜咖啡，易使血糖不穩

如果吃完午餐後感到強烈睡意，甚至不小心打瞌睡，絕對不是因為身體為了消化食物，將血液集中到胃部，導致腦部的血液循環變差的關係。

有些人認為，人類的生理時鐘到下午一至三點時，本來就容易有睡意。不過，若是感到頭昏腦脹，則是因為午餐吃了吸收速度過快的醣類（白米、烏龍麵、拉麵等），造成身體產生低血糖。

血糖一旦急速上升，身體就會分泌大量胰島素讓血糖下降，血糖急遽下降時，會使人昏昏欲睡，彷彿被吸進黑洞般，無法清醒。如果為了趕走睡魔而喝罐裝咖啡，更會雪上加霜。因為大部分的罐裝咖啡都含有砂糖，喝下後會使血糖瞬間上升。即使透過咖啡因趕走睡意，身體卻會因為血糖上升而大量分泌胰島素，導致血糖再次下降，陷入昏昏欲睡的惡性循環。

✤不以米飯、麵類當主食，可減少睡意

為了避免飯後睡著，建議午餐不要以米飯、麵類當主食，避免造成血糖起伏、想睡覺。如果無法抑制想吃米飯的慾望，**不妨先吃「沙拉」或「海藻」等富含膳食纖維的食物，再開始吃飯**。飯後亦可服用維他命B群，促進醣類代謝，防止睡意產生。

13 食用高膽固醇食物，不一定會使「體內膽固醇」升高

現代人因吃太好、太油，「膽固醇過高」幾乎已成為國民病，相關單位也大力宣導「降低膽固醇，預防動脈硬化」觀念。不過，高膽固醇的食品真的會使體內膽固醇上升，造成動脈硬化嗎？

實際上，經由「飲食」攝取的膽固醇只佔體內總膽固醇的五分之一，其餘五分之四主要從「肝臟」合成。如果由飲食攝取的膽固醇增加，肝臟合成的膽固醇就會減少，以維持平衡。因此，**飲食中的膽固醇和血液中的膽固醇數值，兩者沒有絕對關係。**

✤健康與否，無法只從「膽固醇數值」判定

近年來，醫界也逐漸否定「總膽固醇過高」會導致動脈硬化、心肌梗塞或腦中風的說法。根據一份針對地區民眾追蹤調查的結果得知，該調查持續六年追蹤五萬名膽

固醇達 220mg/dl 以上的民眾，發現膽固醇未達 180mg/dl 的人，死亡率是膽固醇 200～220mg/dl 者的二・五倍，罹癌機率也高出二・六倍。另一項則是針對大阪府八尾市的一萬名居民，進行長達十一年的追蹤調查，結果顯示，總膽固醇在 240～280mg/dl 的人，其死亡率最低。

由於學會無法對這些真實的調查視而不見，因此便將總膽固醇從健康檢查的項目中刪除，改為規定「低密度膽固醇（壞膽固醇）超過140mg/dl時，才需注意」。不過，這個做法並不正確，**因為低密度膽固醇是被「活性氧」氧化後，才會附著在血管壁上，造成動脈硬化。而讓低密度膽固醇氧化的條件之一就是「攝取大量醣類」**。

亦有學者提出「吃太多雞蛋，會造成膽固醇上升」的說法。不過，這項研究結果是經由兔子實驗而來，兔子是草食性動物，根本不會吃蛋，再加上草食性動物的代謝結構和雜食性的人類完全不同，此說法也有待考證。

最近則有另一項數據，反駁上述說法，數據顯示，即使一天吃十顆雞蛋，總膽固醇也不會上升。雞蛋是含蛋白質的優質食品，每天可吃一顆，但如果有家族性高膽固醇血症的患者，請先向主治醫師諮詢，確認食用量。

14 膽固醇太低，容易造成憂鬱、不安

在我的病患中，有一位憂鬱症患者已經長達十三年沒吃雞蛋。「因為膽固醇太高，醫生不准我吃。不吃後，膽固醇還是沒有下降，現在只好服藥控制。」她的總膽固醇是158mg/dl，總蛋白是6.5g/dl，數字都過低。

國外已經有許多數據顯示「低膽固醇」與「憂鬱症」的關聯性。日本產業醫科大學的寺尾教授也指出：「膽固醇太低有礙心理健康。」寺尾教授在該論文中比對多項流行病學的數據，得出「只要總膽固醇低於150mg/dl，即可能有抑鬱症狀或自殺企圖」的結論。**理由是「膽固醇太低會讓腦部血清素的受器功能降低，造成血清素的神經傳導減弱」**。

寺尾教授最後也表示：「想維持心理健康，必須徹底改善低膽固醇症狀。」

✤體內的膽固醇一旦減少，會出現憂鬱、不安等症狀

「膽固醇」是抗壓荷爾蒙類固醇與性荷爾蒙的原料，性荷爾蒙和腦部功能也有關聯。正因如此，女性在更年期雌激素減少後，常會出現鬱鬱寡歡、不安、焦躁、全身倦怠、疲勞、失眠等症狀。「男性荷爾蒙」則有抗憂鬱作用，一旦因膽固醇減少且無法自行製造時，就容易出現憂鬱症狀。

此外，膽固醇對細胞膜來說很重要。細胞膜上有蛋白質構成的受器，細胞所需的物質會附著在受器上進入細胞。不過，受器並非待在原地就能抓住物質，必須移動才能抓住。受器的移動稱為「細胞膜流動性」，膽固醇正是肩負此作用的重任。

15 飲食以「去醣」為優先，有效緩和情緒

最近「去醣食品」蔚為流行，民眾普遍認為「不含醣類」有益健康。「醣類」是身心的能量來源，過度攝取會形成三酸甘油脂，並轉化成內臟脂肪儲存在體內，造成代謝症候群。「代謝症候群」是因為過度攝取醣類，造成胰島素大量分泌，導致脂肪儲存在內臟。胰島素有儲存脂肪的作用，又稱為「肥胖荷爾蒙」。「內臟脂肪」會形成各種有害健康的荷爾蒙，造成血壓上升、阻礙胰島素發揮作用、使血液容易凝結等，是三高、糖尿病、心肌梗塞及中風的致病因子。

✤選擇「不含醣類」的食品，有效預防情緒起伏

目前日本的代謝症候群患者高達一千零七十萬人，在四十到七十四歲的年齡層中，每兩名男性就有一人患病，女性則是五人中有一人患病。此外，日本的憂鬱症人口高達六百萬，相當於總人口的五％。十年來，每年的自殺人數不曾低於三萬。

（編按：台灣的代謝症候群患者亦不少，憂鬱症患者也逐年增加，根據二〇一四年衛生署國民健康局憂鬱症調查指出，按人口比例估算顯示：八・九%的人有憂鬱症狀，約為兩百萬人，其中重度憂鬱者，佔五・二%，約一百二十五萬人。）

面對這樣的狀況，最快的解決方法就是「食用去醣食品」。**像是喝酒時可選擇去醣發泡酒；做早餐時可選用去醣火腿或培根為食材；愛吃巧克力的人也可改吃使用「赤藻糖醇」增添甜味的產品。**

只要減少攝取醣類，抑制胰島素分泌，就能預防疾病。為了身體健康，購買時必須仔細看清食品成分，做出聰明選擇，以免誤食過量醣類。

16「抽血報告」怎麼看？你得學會解讀

「抽血檢查標準」其實遠比我們想像的寬鬆，數字高於標準時，才可能被認定為生病。例如，肝功能指數的檢查項目中，「GOT（又稱AST、OT轉氨）」與「GPT（亦稱ALT、PT轉氨）」若分別在10～40U／1、5～40 U／1，就是標準範圍。

這兩個數字代表「體內胺基酸代謝所需的酵素」，該酵素運作時會以維他命B_6作為輔助酵素。因此，GOT、GPT的數值若降低，代表身體缺乏維他命B_6。當數字超標時，則可能是酗酒、肥胖或肝炎造成的。

從醫學的角度來看，「GOT」與「GPT」建議要在20 U／1以上，太低時，身心或許已經生病了。腦部合成神經傳導物質時，維他命B_6背負重要責任，一般人多只擔心健檢報告中「太高的數字」，而不在意過低的數字，也就是身體缺少的營養素。事實上，**身體一定是有某些不足才會造成疾病，絕不能漠視。**

若以「活腦飲食法」的角度解讀抽血檢查數值，就能發現身體缺少哪些營養，也能解釋身心為什麼不舒服，甚至推測可能罹患的疾病，達到預防效果。

✤學會解讀抽血報告，幫助改善錯誤的習慣

為了讓超標的數值下降，必須忌口或禁吃某些食物；或是為了讓數值回歸正常，開始多吃某些食物。即使目前已有「代謝症候群」的篩檢，罹患代謝症候群或糖尿病的人口卻沒有減少，代表過於嚴格的生活習慣難以持久，許多人面對充滿紅字的健檢報告，還是不知道該如何改善。

本書末的附錄（請參考第一八二頁），以淺顯易懂的方式說明「如何看懂抽血報告，補充不足的營養」，請比對自己的抽血報告，檢查缺少的營養，並參考第三章的飲食法則，補充不足的營養素。

活腦專欄 5

想訓練腦力？請先改變「飲食」

過去為了增進腦部功能，曾颳起一股「腦力訓練」的旋風，市面上出現許多腦力訓練的軟體。

這些軟體是運用「大腦生理學」的原理來刺激腦部的神經活動，確實能有一定程度的效果。但是，也有許多人持相反的態度，認為腦力訓練對大腦無益。

簡而言之，**腦部失去活力時，給予再多的腦力訓練也無效**，就像逼著無意學習的孩子讀書一樣。我認為，想穩定腦部功能就必需仰賴營養素。

「活腦飲食法」就是以「大腦生化學」為依據，先透過「大腦生化學」打好基礎，再進行腦部訓練，才能看到顯著成效。

✤學生不服管教，是因為「腦部營養不足」所致

這點與「如何有效管理班級」相似。當學生在外遊蕩而老師在後頭追趕，常只是徒然無功的管教。為什麼費盡功夫也無法說服學生呢？這是因為學生的腦部「缺乏營養」，影響情緒及行為所致。建議老師先改變學生的「飲食」，重整腦部後，才能有效導正其偏差的行為。

活腦專欄 6

「肉類」含蛋白質，有效活化大腦、抗壓

據說人類起源於距今七百萬年前的查德沙赫人。他們身材矮小、腦容量只有四百至五百毫升，和黑猩猩差不多。之後，約在四百萬年前出現的南方古猿，可說是最早的人類。接著人類便分散成數個體系，除了有智慧的人類，其他全數滅亡。人類得以存活的關鍵似乎和「腦容量增加」有關。

人類腦容量大幅增加的時期，大致可分為三階段：

❶第一階段▼「南方古猿」進化為「直立猿人」的過渡期（約兩百五十萬年前）

直立猿人的腦容量約為六百五十毫升，比猿人稍多。他們主要以撿拾肉食動物吃剩的骨頭，剖開後吸食骨髓的營養為生。

據說人類從這個時期開始用火，直立猿人會將骨頭用火烤過再以石器打碎，像擰抹布一樣扭轉或剖開。人類之所以有發達的拇指，就是為了挖出骨髓食用。另一方面，以草食為生的傍人（雙足行走的人類）則走向滅亡。

❷第二階段▼「直立猿人」進化為「猿人」的過渡期（約一百五十萬年前）

人類從直立猿人進化到猿人時，腦容量一舉增加至九百五十毫升（知名的爪哇猿人和北京猿人是最具代表性的猿人），這點也和「用火」有關。

前文曾提到，腦部只佔體重的五十分之一，卻會消耗整體四分之一以上的能量（幾乎都是葡萄糖）。腦容量增加後，為了維持腦部運作，身體必須有穩定的葡萄糖供給。但是，植物性澱粉或膳食纖維幾乎無法供給葡萄糖。

不過，**只要用火加熱，「澱粉」堅固的結晶構造就會崩解，將動物體內的消化酵素徹底分解為葡萄糖，供身體吸收。**

換句話說，人類無法消化生地瓜，但改吃「烤地瓜」就能消化轉為葡萄糖。這就是人類用「火」取得食物中的葡萄糖，使腦容量迅速增加的原因。

❸第三階段▼「猿人」進化為「有智慧人類」的過渡期（約十五萬年前）

從猿人進化為有智慧的人類時，腦容量增加到一千三百五十毫升，與現代人的一千五百毫升相去不遠。人類開始懂得用火和石器，也會打獵捕獲動物。換句話說，此時的人類開始「肉食生活」。

✤人類因「肉食」活化大腦，得以生存

「肉類」含有豐富的蛋白質，得以支撐腦部發展，活化大腦。因此人類能夠克服各種壓力，不斷進化的條件之一即為「肉食生活」。有鑑於此，現代人若想克服壓力生存，只要有足夠的蛋白質（即肉類），便能補充腦部營養，使情緒穩定。

第 5 章

執行「活腦飲食法」，改善惱人壞情緒

改變飲食，才能改變思考、行為

病患經常問我：「醫生，我的身體會復原嗎？」

我會這麼回答：「你的身體和心理不會回到生病前的樣子，細胞會因為治療而重生，讓你蛻變成全新的自己，不再是從前的自己。」

細胞每天都會汰舊換新，食物的「營養成分」則能幫助身體加快汰換的速度。我們的身心狀況由「食物」建構而成，行為、情緒、思考也是根據吃的食物而定。**如果身心出狀況，可能就是「以前吃的食物」有問題**。只要改變飲食，讓新的營養素汰換劣質細胞，病懨懨的自己就能煥然一新。

或許外表看起來還是同一個人，但內在已徹底改變。只要重新審視營養狀況，改變飲食的種類和方式，經過一個月、三個月甚至一年後，就算壓力沉重，也不會感到沮喪或疲憊，因為新的細胞可以讓你有不同於以往的想法、行為與思考力。

✤只要補充不足的營養，也能改變人生

只要改變飲食、攝取必需營養素，「心理狀態」、「細胞新生」、「免疫力」及「荷爾蒙狀態」等，皆能出現變化。換句話說，**改變飲食就能改變思考、行為，最後甚至改變命運，迎向光明人生**。以下我將透過實際案例，介紹這些經由「改變飲食」後，讓身體好轉的真實案例。

病例1

補充含鐵及高鈣食物後，開始有幹勁（A小姐，34歲）

症狀 低燒、冒汗、起立性暈眩、腹瀉、腹痛。在公司會因壓力大而不想上班，早上通勤時，在捷運車廂內常感到不舒服，對醫生表示「每天都很痛苦」。

A小姐因為嚴重腹痛與腹瀉，到住家附近的內科就診。醫生認為是壓力造成，只要休息即可，因此開立抗憂鬱藥物和整腸藥給她。服藥後，症狀雖然暫時消失，但內心依舊對上班感到抗拒。

當A小姐到我的診所就醫，講述自己的症狀後，我發現她的壓力確實來自於「職場」。因為A小姐「不懂得拒絕」，導致工作量不斷增加，即使同事想幫忙，「思考如何婉拒同事」也成為她的壓力來源。

抽血檢查後發現，A小姐缺乏「蛋白質」與「鐵質」，因此我立即要求她改變飲食，並開立胺基酸、血基質鐵與維他命B群等營養補充品。A小姐開始服藥三個月後，她開心地向我報告，早上通勤時能在捷運車廂內待十分鐘，也不再腹脹與冒汗。

不過，她在工作時還是會感到焦躁不安，因此我在營養品中加入菸鹼酸，結果形成很有趣的改變。以往她無法拒絕別人交派的工作，幾乎快被堆積如山的案子壓垮，現在A小姐終於懂得向上司開口，請對方調整工作分配。思考和行為模式因為「飲食」而自然改變，她變得敢勇於表達意見。

A小姐說：「以前我只知道忍耐，現在必須愛惜身體，不能一味說好。」

原本什麼都說「好」的她，現在也敢爭取權利

以往無論是任何治療都無法改變A小姐的想法，靠著「改變飲食」後接連出現許多新變化。心靈能量也越來越充足，對工作產生熱情，能夠發揮創意。原本她只想辭職、不想工作；現在A小姐能全心投入工作中，不僅能力受到肯定，甚至拿到獎勵。

A小姐的表情閃耀著光輝，開心地笑著表示，現在的工作與人生都很充實，內心非常滿足。

病例2

補充鐵質後，心情變好、不再沮喪

（B小姐，52歲）

症狀　暈眩、肩膀僵硬、起立性暈眩、心悸、早上爬不起來、食慾不振、胃痛、嘔吐、失眠、鬱鬱寡歡。

B小姐的症狀非常多，經診斷後為憂鬱症與自律神經失調。她在公司的人際關係不佳，加上更年期問題，對病情來說更是雪上加霜。除了服用抗憂鬱藥物、安眠藥、抗過敏藥物及中藥外，她也接受荷爾蒙治療以改善更年期問題。之後她的更年期症狀雖然因為荷爾蒙治療而減輕，但依舊受到其他症狀纏身。最後，她在我的診所接受抽血檢查，發現體內的「鐵質」嚴重不足。

我除了改善她的飲食內容，也請她服用營養品來補充鐵質。

雖然接受荷爾蒙治療後，但目前仍有生理期的她，辛苦補充的鐵質會因此流失。最後，我請她停止荷爾蒙治療，改攝取「大豆異黃酮」來輔助女性荷爾蒙雌激素，紓緩更年期症狀，並同時執行活腦飲食法。

✤補充B群後，心情變穩定，也不再頭痛

一個月後，B小姐不用靠安眠藥就能入睡，心情也變得開朗許多。但肩膀僵硬與頭痛問題依舊嚴重，又因為夏天而容易感到疲倦，因此我請她再多補充維他命B群。之後B小姐表示食慾恢復，不再頭痛，也不容易健忘。

「每到夏天我就全身無力，做什麼都提不起勁。可是今年完全不一樣！第一次覺得夏天真好。雖然還是會感到有壓力，至少已經能克服，不會只悶在心裡。」

目前B小姐已停止服用所有藥物，只仰賴營養補給品和飲食來維持健康。這是因為她藉由「飲食」攝取必要的營養，才能讓腦部回復原有的功能。這也再次證明，**改變飲食就能不依賴藥物，戰勝憂鬱症**。

病例 3

補充「菸鹼酸」後，想法變積極了！（C先生，35歲）

症狀 疲勞、無精打采、背痛、肩膀僵硬、腹瀉、暴飲暴食、清晨醒來便難以入睡。

C先生是負責公司營運的專案經理，工作內容包括策略規劃、任務分派及管理預算等。雖然工作非常充實，卻總是感到壓力沉重，連喘口氣的時間都沒有。

某天，C先生簡報時突然因為過度緊張而差點暈倒，但依舊撐到會議結束，之後陸續出現許多症狀，包括：早上爬不起來、一進廁所就腹瀉、上班沒精神等。但工作依舊繁忙，每天都要加班，最後，他來到我的診所尋求協助。

我讓他服用抗憂鬱與抗焦慮藥物後，症狀雖然暫時改善，但因為部門大幅改組及減薪，C先生又開始腹瀉，晚上則經常感到情緒低落。之後我增加抗憂鬱劑的藥量，依舊不見成效，此時，C先生開始出現倦勤的症狀，我決定改以「活腦飲食法」治療。

抽血檢查顯示他缺乏維他命B群，尤其又以菸鹼酸最不足。我請他在能力所及的範圍內改善飲食，並透過營養補給品補充菸鹼酸。當他開始服用菸鹼酸後，居然隔天就出現改變，「心情充滿活力，一大早就迫不及待想工作，好像回到學生時期，充滿幹勁。」他這樣對我說。

不再抱怨，行為變得積極又正面

C先生不僅心情變好，腹瀉與失眠的症狀也消失了。工作雖然依舊忙碌，但他開始覺得「有壓力」是理所當然，原本看診時都會抱怨老闆或公司，現在卻不停冒出各種想法，想著如何改變公司、提升工作效率。

後來C先生甚至舉辦讀書會，讓我大吃一驚，原來光靠「補充營養」就能出現這麼大的改變。現在讀書會的成員高達一百多人，他不僅提升自己的幹勁，也振奮下屬的士氣，蛻變成眾所矚目的一流企業戰士。

從「飲食」改善疾病，效果驚人！

只要儲備必需的營養素，身體的細胞就能充滿活力。這點不僅對於心理，對身體也非常有效。想打造健康的身體，抗老化、練身材、預防疾病等，就必須維持「適合身體」的飲食習慣。採取「活腦飲食法」的優點如下：

❶ 肌膚更光滑

只要營養充足，身體就能穩定合成膠原蛋白，使肌膚充滿彈性。一旦皮膚的代謝變好，膚質便光滑不易有皺紋，即使素顏也能很有自信，不必使用昂貴的保養品或撲上厚厚的粉底。

由於攝取過多醣類會造成蛋白質變性，導致肌膚鬆弛、產生細紋，因此，**只要開始限制攝取醣類食物，就能減少皺紋。**

❷ 變瘦、身材變好

「蛋白質」能建構人體；「維他命B群」可促進代謝。因此，不需勉強自己減肥，身體也會因為吸收蛋白質與維他命B群，讓身材變得更緊實。

只要充分攝取蛋白質，女性減肥就不用擔心胸部變小。有些女性甚至因為背部脂肪減少，使得胸部的下圍尺寸縮小，反而讓罩杯變大。此外，男性朋友最困擾的啤酒肚也能變小。因為男性的內臟脂肪比皮下脂肪多，只要限制醣類攝取，通常會比女性更容易變瘦。

❸ 改善代謝症候群

只要限制「醣類」攝取，就能減少內臟脂肪形成。人體只要營養充足，代謝就能正常，營養過量反而對身體有害。**補充過去缺乏的營養後，過高的低密度膽固醇或三酸甘油脂就會慢慢回到標準值**。此外，有益身體的高密度膽固醇也會增加。

❹提高免疫力

身體的免疫物質由「蛋白質」構成，而維他命、礦物質則會提高免疫物質的活性，抵擋傳染病的攻擊。此外，因為黏膜的免疫力會增強，也不容易產生花粉症等過敏症狀。許多患者為了花粉症，會在春天時服藥，現在卻不必依賴藥物，只需改變飲食即可。另外，**身體消除「活性氧」的速度變快，也能預防癌症**。

「定期抽血」可確認體內營養，預防疾病

某天，我的診所來了一位D先生，他因為憂鬱症，五年來不斷重複留停、復職、再發作的過程，至今都無法痊癒。我比對他的檢查報告發現，LDH（乳酸脫氫酵素）原本是160U／l，某年卻減少至120 U／l。

我詢問數值下降的原因，他表示自己就是在那一年開始發病。之後他的LDH一直在120～130U／l間反覆遊走，不再回升。LDH是菸鹼酸的指標，一旦缺乏會無法合成神經傳導物質，也無法產生能量，容易罹患憂鬱症或精神官能症。

另一位E先生原本在進行大腸激躁症的治療，某年卻突然發現罹患結締組織疾病。我仔細解讀他的檢查報告後發現，他在發病前一年，尿酸從5.6mg/dl減少至4.0mg/dl。「尿酸」能消除體內的活性氧，一旦減少便無法發揮作用，導致氧化壓升高。我推測這就是讓E先生發病的誘因。

以往的健康檢查只能顯示檢驗數字，無法預測未來可能發生的疾病。但是，**如果**

能從檢查報告中判斷「缺少哪些營養」，並即時予以補充，或許就不會生病。

✤透過抽血檢查，找出體內不足的營養

許多人因為憂鬱症而長期留職停薪，但休息一陣子後復職，疾病依舊復發。為什麼呢？原因如同第一章所提的，腦部吸收的營養素還不夠就重回職場，壓力一增加，腦部能量便再次透支。如果沒有補充營養，能量收支永遠不會轉正，無法持續工作。因此我建議，應該仔細判讀抽血報告，找出可能造成憂鬱症的數值並及早處理。

以往，預防醫學只是「發現醫學」，透過健檢發現異常數值，早期發現早期治療。但我認為，透過抽血報告檢視營養素是否足以維持正常身心機能，抓出疾病前兆，才能說是真正的「預防醫學」。

後記

患者因為「活腦飲食法」康復，是我最大的收穫

醫生每天面對疾病與死亡，要維持活力，持續看診，實在不容易。因此，我們需要「感動」。認識「活腦飲食法」後，讓我的人生再次充滿感動。看到病患笑著進入診間說：「感謝醫生幫助我康復。」令我十分感動。病患的反應告訴我，「醫生做的決定」所帶來的成效。

✤看到病患因「改變飲食」而振作，內心無比幸福

許多人擁有優秀的才華，不過，令我傷心的是，有些人因為心理或身體疾病，無法發揮自己的才能就結束生命。慶幸的是，我能透過「活腦飲食法」為病患治療，讓大家重拾快樂人生。

曾有位歌手在開始進行巡迴演唱會前，因高燒不退一直臥病在床，開始服用胺基

酸後，便不再感冒。因為歌手很重視外表，因此他也同步實行「限醣飲食法」，結果，一星期就瘦了一・五公斤。

還有一位導播因為憂鬱症長期服藥，但完全不見改善，反而越來越難勝任工作。後來他徹底停藥並實行「活腦飲食法」後，腦中開始冒出許多關於節目的新點子，製作許多優秀的企劃案。

看到這些患者康復後大放異彩，我都會在心中暗自替他們高興，接觸「活腦飲食法」是我行醫生涯中最大的幸福。

✤推廣「活腦飲食法」，是我的使命

真正的身心科不僅要治療現有的疾病，還要「防範未然」，這也是我推薦「活腦飲食法」的原因。拯救傳統醫療上放棄的病患，讓更多人擁有自己的快樂人生，並透過媒體推廣該療法的正確性。我堅信這是上天賦與我的使命。

最後，對原本聽到我主張「活腦飲食法」而感到困惑，卻仍願意相信我的病患們；及了解我的想法並給予支持的診所員工們；教導我這門學問，且耐心回答我問題的分子整合醫學療法協會理事長金子雅俊先生、副理事長鶴純明先生、理事內野英香小姐、新宿溝口診所的溝口徹醫師、定真理子小姐、齋藤雄介先生等，致上最深的感謝之意。

同時衷心感謝青春出版社的野島純子小姐，她知道我多年前就想出版活腦飲食法的書籍，所以才有本書的誕生。另外也衷心感謝協助編輯的佐藤未知子小姐和編寫食譜的大柳珠美營養師。

姫野友美

附錄

如何看懂「抽血報告」，補充不足的營養？

我們可以從健檢提供的報告書中，了解自己缺乏哪些營養素。仔細閱讀抽血報告，找出缺乏的營養後，再搭配第二章的檢測結果，開始補充不足的營養素。開始閱讀左頁的表格前，以下兩點需特別注意：

❶理想數值與一般健檢的標準不同▼此份表格是根據「營養治療」的觀念計算而成，可參考內容，適當補充體內缺少的營養素。

❷選擇適合的項目篩檢▼每間醫院的健康檢查項目與內容不盡相同，可根據自身需求，選擇適合的項目抽血檢查。

閱讀「抽血報告」，找出不足的營養

檢查項目	理想數值	身體可能出現的症狀
總蛋白 （TP）	7.0g/dl 以上	❶ 總蛋白是血液中流通的蛋白質總含量，可反映蛋白質的合成量與攝取量。身心要正常運作，必須有充足的蛋白質。 ❷ 即使數值在健檢的標準範圍內，**但若低於理想值，便表示蛋白質可能不足。**
白蛋白 （ALB）	4.5 g/dl 以上	❶ 幫助肝臟合成的最重要蛋白質，負責將營養或藥物送到體內，可反映肝臟合成蛋白的能力。 ❷ **低於理想值可能是缺乏蛋白質與維他命B群**，會出現水腫、倦怠等症狀，也會促使藥物的副作用反應更強烈。
麩氨酸草醋酸轉氨脢 （GOT/AST）	20～25U/l	低於理想值表示缺乏維他命B_6。若身體無法順利合成神經傳導物質「伽瑪胺基丁酸（GABA）」，心情容易亢奮不穩定。
麩氨酸丙酮酸轉氨脢 （GPT/ALT）	20～25U/l	和GOT相比，GPT越低，缺乏營養的情況越嚴重。此外，**患有「隱性脂肪肝」也會讓數值變高**，判讀時必須小心。
乳酸脫氫酶 （LDH）	200 U/l 以上	❶ 數值低於理想值容易造成神經敏感，提高憂鬱症、精神官能症、統合失調症的風險，表示可能缺乏菸鹼酸。 ❷ **神經敏感的患者即使缺乏維菸鹼酸，該項數值可能依然很高**，必須特別注意。

<table>
<tr><th>檢查項目</th><th>理想數值</th><th>身體可能出現的症狀</th></tr>
<tr><td>尿素氮
（BUN）</td><td>15～20mg/dl</td><td>❶ 該項目可看出蛋白質的代謝是否正常。如果低於理想值即缺乏蛋白質。
❷ 即使數值等同理想值或更高，也可能是身體的蛋白受損而升高，必須時常注意身體是否缺乏蛋白質。</td></tr>
<tr><td>尿酸
（uric acid）</td><td>4～6mg/dl</td><td>❶ 由於痛風是因尿酸太高，因此普遍認為數值低較好，不過，過低表示「缺乏核酸」，也不理想。
❷ 核酸是DNA與RNA等物質的原料，也是細胞恢復年輕的重要關鍵。尿酸也有去除活性氧的功能，因此理想數值可略高些，約4～6mg/dl。低於理想值時，請多吃富含維他命 E 或 C 的食品。</td></tr>
<tr><td>平均紅血球
容積
（MCV）</td><td>95～98fl</td><td rowspan="2">❶ MCV反映紅血球的大小；MCH則反映紅血球的密度。低於理想值代表身體缺鐵，但MCV高於理想值可能是維他命B_{12}、葉酸的代謝異常。
❷ 有時數值雖在理想範圍內，身體還是可能同時缺少鐵質、維他命B_{12}及葉酸。尤其是女性要特別注意。</td></tr>
<tr><td>平均紅血球
血紅素
（MCH）</td><td>32%以上</td></tr>
<tr><td>血清含鐵
蛋白
（Ferritin）</td><td>男性120ng/ml以上
女性20歲前
50ng/ml以上
30~39歲前
80ng/ml以上
超過50歲
100ng/ml以上</td><td>❶ 了解肝臟「儲存鐵質含量」的多寡，判斷是否有潛在性缺鐵的重要物質的重要物質。數值低於理想值的女性，會出現不適，只要補充適量的鐵質就能改善。
❷ 在歐美國家，婦產科規定血清含鐵蛋白沒有40ng/ml以上的女性不能懷孕。</td></tr>
</table>

<table>
<tr><th>檢查項目</th><th>理想數值</th><th>身體可能出現的症狀</th></tr>
<tr><td>總膽固醇
（T-CHO）</td><td>180mg/dl
以上</td><td>❶ 數值低於理想值表示「蛋白質不足」。過了五十歲後，建議數值為240～260mg/dl；二十到四十九歲間則是180～240mg/dl。
❷ 膽固醇是女性荷爾蒙與類固醇的原料，數值過低會導致荷爾蒙失衡或抗壓性降低。另外，總膽固醇也會影響神經功能，數值太低會導致強迫症或性情改變等精神問題產生。</td></tr>
<tr><td>三酸甘油酯
（TG）</td><td>50～100mg/dl</td><td>❶ 數值低於理想值表示「缺乏蛋白質」。三酸甘油酯並不代表脂肪本身的多寡，而是代表負責運送脂質的脂蛋白含量多寡不可混淆。
❷ 不能以「數字越低，越沒有肥胖危機，不容易患有心血管疾病」作判讀。因為一旦缺乏蛋白質，身體將處於瀕臨極限的狀態。</td></tr>
<tr><td>嗜中性血球</td><td>40～50%</td><td rowspan="2">❶ 兩項數值的比例為 1：1 即正常。壓力過大會導致嗜中性血球變多，使得交感神經緊繃。因此在問診前，如果嗜中性血球的數值較高，病患即可能有「壓力大、失眠、焦躁或嚴重焦慮」等狀況。
❷ 「淋巴球數值過高」表示副交感神經活躍，容易感到倦怠或疲勞。</td></tr>
<tr><td>淋巴球</td><td>40～45%</td></tr>
</table>

HealthTree 健康樹系列043

活腦力飲食【生活實踐版】

超人氣身心科名醫的「健腦飲食法」，首度在台公開！
記憶力、焦慮、暈眩、倦怠感，這樣吃，完全改善！

心療内科に行く前に食事を変えなさい

原　著	姫野友美
譯　者	賴祈昌
主　編	陳永芬
助理編輯	周書宇
插　圖	莊欽吉
封面設計	張天薪
內文排版	菩薩蠻數位文化有限公司

出版發行	采實出版集團
業務部長	張純鐘
企劃業務	王珉嵐・張世明・楊筱薔
會計行政	賴思蘋・孫瑩珊
法律顧問	第一國際法律事務所　余淑杏律師
電子信箱	acme@acmebook.com.tw
采實官網	http://www.acmestore.com.tw/
采實文化粉絲團	http://www.facebook.com/acmebook

ISBN	978-986-5683-34-4
定　價	280元
初版一刷	2015年1月29日
劃撥帳號	50148859
劃撥戶名	采實文化事業有限公司
	100台北市中正區南昌路二段81號8樓
	電話：（02）2397-7908
	傳真：（02）2397-7997

國家圖書館出版品預行編目資料

活腦力飲食【生活實踐版】：超人氣身心科名醫的「健腦飲食法」，首度在台公開！記憶力、焦慮、暈眩、倦怠感，這樣吃，完全改善！／姫野友美作；賴祈昌譯. - - 初版. - - 臺北市：采實文化，民104.1
面；　公分. --（健康樹系列；43）
ISBN　978-986-5683-34-4（平裝）

1.預防醫學 2.健康法

412.5　　103024403

廣	告	回	信
台北郵局登記證			
台北廣字第03720號			
免	貼	郵	票

采實文化 ACME PUBLISHING 采實文化事業有限公司

100台北市中正區南昌路二段81號8樓

采實文化讀者服務部　收

讀者服務專線：(02) 2397-7908

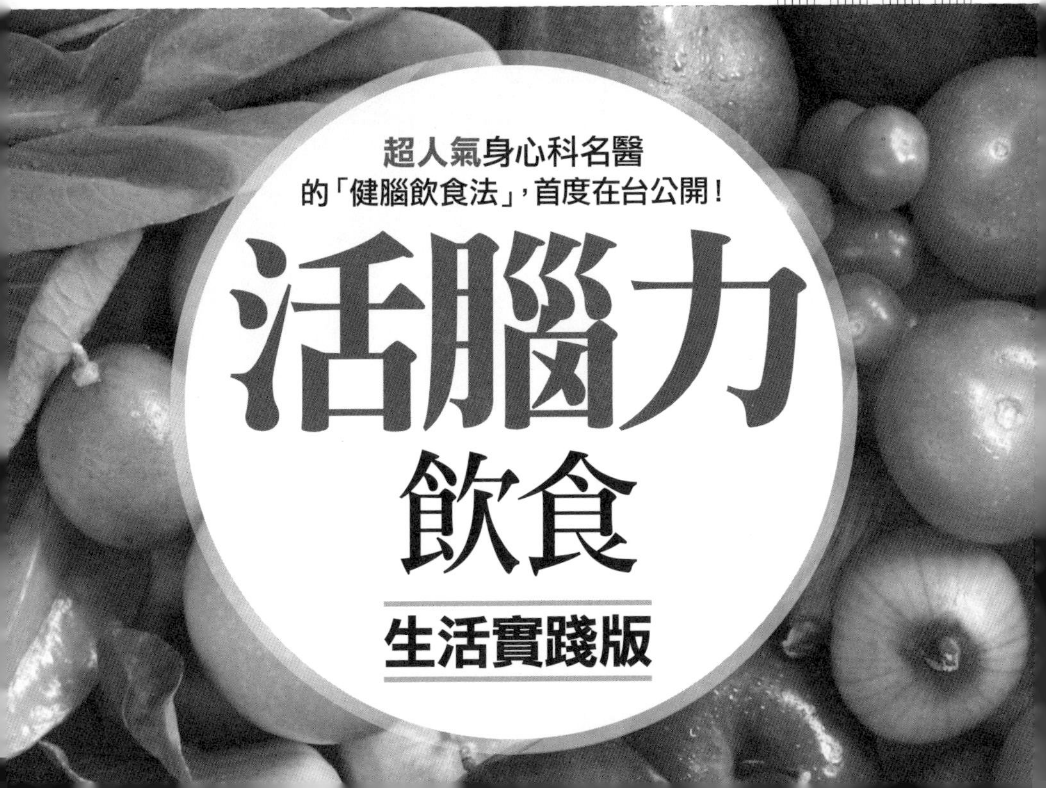

Health Tree 健康樹 **系列**專用回函

系列：健康樹系列043
書名：活腦力飲食【生活實踐版】

讀者資料（本資料只供出版社內部建檔及寄送必要書訊使用）：

1. 姓名：
2. 性別：☐男 ☐女
3. 出生年月日：民國　　年　　月　　日（年齡：　　歲）
4. 教育程度：☐大學以上 ☐大學 ☐專科 ☐高中（職） ☐國中 ☐國小以下（含國小）
5. 聯絡地址：
6. 聯絡電話：
7. 電子郵件信箱：
8. 是否願意收到出版物相關資料：☐願意 ☐不願意

購書資訊：

1. 您在哪裡購買本書？☐金石堂（含金石堂網路書店） ☐誠品 ☐何嘉仁 ☐博客來 ☐墊腳石 ☐其他：____________（請寫書店名稱）
2. 購買本書的日期是？____年____月____日
3. 您從哪裡得到這本書的相關訊息？☐報紙廣告 ☐雜誌 ☐電視 ☐廣播 ☐親朋好友告知 ☐逛書店看到 ☐別人送的 ☐網路上看到
4. 什麼原因讓你購買本書？☐對主題感興趣 ☐被書名吸引才買的 ☐封面吸引人 ☐內容好，想買回去試看看 ☐其他：____________（請寫原因）
5. 看過書以後，您覺得本書的內容：☐很好 ☐普通 ☐差強人意 ☐應再加強 ☐不夠充實
6. 對這本書的整體包裝設計，您覺得：☐都很好 ☐封面吸引人，但內頁編排有待加強 ☐封面不夠吸引人，內頁編排很棒 ☐封面和內頁編排都有待加強 ☐封面和內頁編排都很差

寫下您對本書及出版社的建議：

1. 您最喜歡本書的哪一個特點？☐實用簡單 ☐包裝設計 ☐內容充實
2. 您最喜歡本書中的哪一個章節？原因是？

____

____

3. 您最想知道哪些關於健康、生活方面的資訊？

____

____

4. 未來您希望我們出版哪一類型的書籍？

____

____

NEW ARRIVAL

采實文化 暢銷新書強力推薦

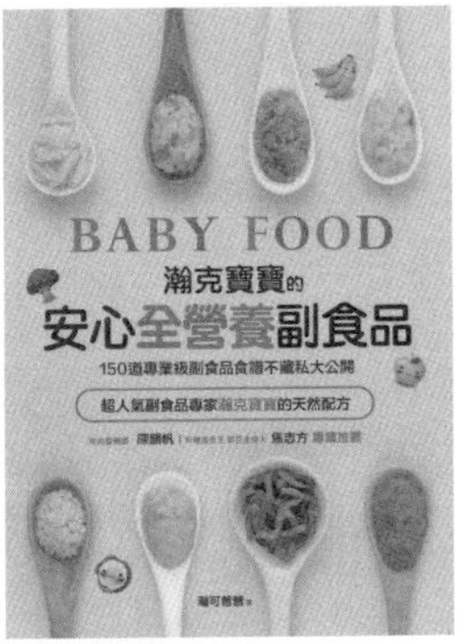

無人工添加物，親手做一道，讓寶寶健康長大的副食品！

150道專業級副食品，不藏私大公開！

瀚可爸爸（曾大衛）◎著

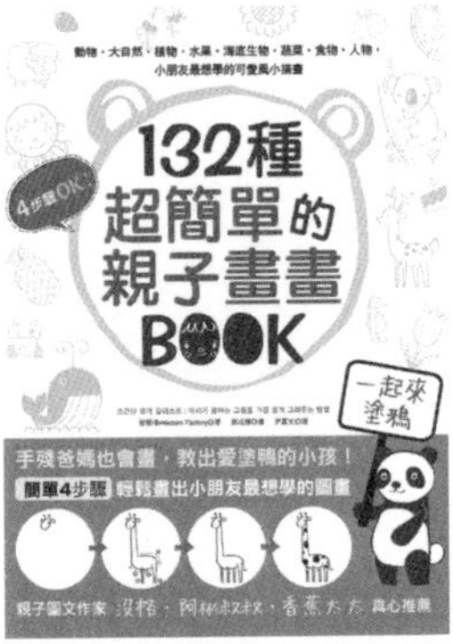

手殘爸媽也會畫，教出愛塗鴉的小孩！

簡單4步驟，畫出孩子的好奇心！

智慧場 Wisdom Factory◎著
劉成鐘◎畫／尹嘉玄◎譯

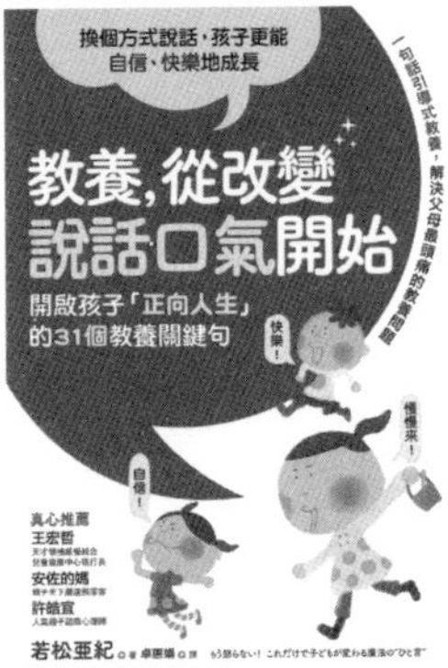

換個方式說話，就能讓孩子變得不一樣！

開啟孩子「正向人生」的31句話！

若松亞紀◎著／卓惠娟◎譯

NEW ARRIVAL

采實文化　暢銷新書強力推薦

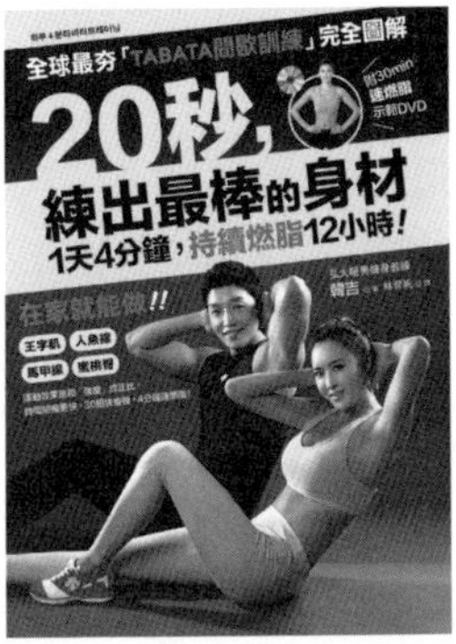

最夯的「TABATA間歇訓練」完全圖解！

1天4分鐘，持續燃脂12小時！

韓吉◎著　林育帆◎譯

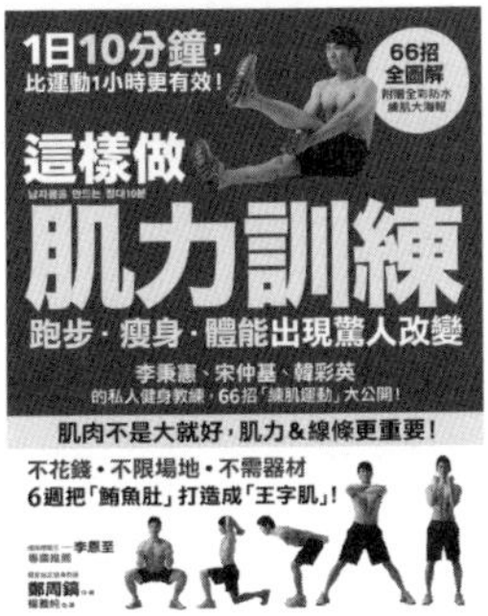

韓星私人教練首次出書，66種「肌力訓練」大圖解！

只要6週，「鮪魚肚」變「王字肌」！

鄭周鎬◎著／楊雅純◎譯

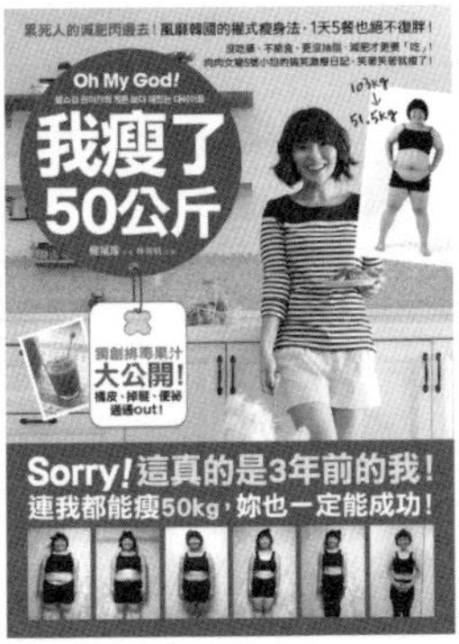

1天5餐、每天動10分鐘，輕鬆瘦50公斤！

沒挨餓、不復胖，越減越開心！

權尾珍◎著／林育帆◎譯